Embarazo y Nacimiento

El libro ilustrado

Embarazo y Nacimiento

El libro ilustrado

Margaret Martin, M.P.H.

Prefacio por Elisabeth Bing

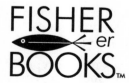

FISHER
er
BOOKS.™

Publishers: Bill Fisher
Howard W. Fisher
Helen Fisher

Managing Editor: Sarah Trotta

Cover design: FifthStreet*design*
Cover photo: ©TMS/Jose Pelaez
Production: Deanie Wood
Randy Schultz

Published by Fisher Books
4239 W. Ina Road, Suite 101
Tucson, Arizona 85741
(520) 744-6110

First published in 1991 as *The Illustrated Book of Pregnancy and Childbirth*. Text and illustrations copyright ©1991, ©1997 by Margaret Martin

Printed in U.S.A.
Printing 10 9 8 7 6 5 4 3 2 1

Library of Congress Cataloging-in-Publication Data

Martin, Margaret, 1954 —
[Pregnancy and Childbirth. Spanish]
Embarazo y nacimiento : el libro illustrado / Margaret Martin.
p. cm.
Includes index.
ISBN 1-55561-135-4
1. Childbirth. 2. Pregnancy. I. Title

RG525.M333818   1997
618.2--dc21   97-9312
                                CIP

PARA TODAS
NUESTRAS FAMILAIS

ÍNDICE DE MATERIAS

PREFACIO

He dado clases de preparación para el parto durante muchos años. Pero cada grupo nuevo que conozco me sorprende porque conocen muy poco sobre como trabajan sus cuerpos, sobre el nacimiento, sobre el trabajo de parto y el parto. Ciertamente hay amplia información disponible en artículos de libros y revistas, y a mucha gente se le han dicho en la escuela secundaria o la universidad sobre la extraordinaria hazaña de ingeniería que nuestros cuerpos realizan cuando damos a luz a un bebé. Pero a pesar de toda la información, los cuentos antiguos de comadres y malos entendidos se cuentan de generación a generación, de mujer a mujer.

El libro de Margaret Martin llena los vacíos en el conocimiento de mucha gente. Su libro describe en un lenguaje sencillo y con ilustraciones maravillosamente claras lo que pasa en nuestros cuerpos cuando esperamos un bebé. La autora índica que buscar en las diferentes etapas y fases del trabajo de parto y el parto, y luego pasa a tratar sobre la primera semana del post-parto.

Ella incluye un capitulo sobre la nutrición, y a pesar de que muchos de nosotros sabemos lo que significa una "dieta saludable", pocos de nosotros sabemos mucho sobre como comer saludablemente una vez que quedamos embarazadas.

El embarazo y el nacimiento se consideran como una de las experiencias más importantes en la vida de una persona. Tanto física como emocionalmente necesitamos una guía que nos enseñe y nos ayude a entender que cambios, tanto físicos como emocionales pueden ocurrir.

Este libro es la guía para toda mujer que esté esperando un bebé.

ELISABETH BING, FACCE

RECONOCIMIENTOS

Estoy profundamente agradecida a las cientos de mujeres embarazadas y a sus familias a quienes he educado durante varios años, por permitirme compartir su experiencia a través del embarazo y el nacimiento. Esta experiencia muchas veces, hace surgir lo mejor de los hombres y las mujeres, como el amor, esperanza, determinación, paciencia, fe, y un generoso optimismo con respecto al futuro. El compartir esta experiencia ha sido una aventura incomparablemente gratificadora.

También debo reconocer a los pioneros de la educación de partos modernos, Dr. Grantley Dick Read de Inglaterra, cuyo trabajo a comienzos de este siglo fue seguido por el Dr. Fernand Lamaze, en Francia, y el Dr. Robert Bradley, en los Estados Unidos; Elisabeth Bing, cuya visión y esfuerzos inagotables son responsables del entrenamiento de los educadores de Lamaze en todo Estados Unidos a través de la A.S.P.O. (American Society for Psychoprophylaxis in Obstetrics), y Marjie y Jay Hathaway, quienes junto con el Dr. Bradley, han trabajado para entrenar educadores de Bradley en todo Estados Unidos a través de la A.A.H.C.C. (American Academy of Husband-Coached Childbirth), y quienes inicialmente fueron los que me entrenaron.

Calurosamente agradezco a mi esposo, mis hijos, y mis padres por su paciencia y apoyo amoroso.

Afectuosamente reconozco a Emilie Sparks, Sylvia Solana, Christine Vega, M.P.H., R.D., y Tomi Mikkelsen, cuya dedicación, amistad y trabajo me ayudaron a crear el Centro de Educación del Embarazo y Parto Natural en Los Angeles a finales de los setenta y comienzos de los ochenta, y los Drs. Stephen Brunton, John George, Uziel Reiss, N.B. Ettinghausen, y los otros doctores, enfermeras, y educadores que formaban el núcleo del Comité de Consulta del Centro.

Agradezco a Laura Blanchette por su invalorable asistencia técnica en la preparación de este libro, y por su paciencia y el constante aliento que me brindo.

También merecen agradecimiento, la inspiración constante brindada por el maravilloso personal y alumnos de la escuela de Salud Publica de la U.C.L.A., cuyo dedicado entusiasmo y trabajo diario mejoran tanto la salud como la calidad de vida de los individuos y familias en todo Estados Unidos y alrededor del mundo.

Y un agradecimiento especial para mi amigo y mentor, el fallecido Norman Cousins, cuyo amable interés ayudo a hacer que la publicación de este libro sea una realidad.

La educación brinda opciones. Hace alternativas posible. La educación agrega color y dimensión a un punto de vista simple y bidimensional del mundo.

Algunas mujeres me han preguntado, "¿por que debemos aprender sobre el embarazo, el trabajo de parto y el nacimiento? Todo va a suceder espontáneamente, de todas maneras".

¡Y estas mujeres están en lo correcto! Algo va a pasar "de todas maneras," eso es seguro. El problema es: ¿que?

Las siguientes quejas del embarazo podrían ser prevenidas por completo, o ser drásticamente reducidas. Estas son unas de muchas razones para aprender sobre el embarazo:

- Nauseas
- Ardor de estomago
- Indigestión
- Estreñimiento
- Dolor de espalda
- Dolores de cabeza
- Y mucho más

Cuando usted aprenda sobre el embarazo y un buen cuidado prenatal (incluyendo una excelente nutrición y buen ejercicio) usted puede ayudar a que su bebé no nazca muy adelantado o que sea muy pequeño. Usted puede reducir o eliminar serios riesgos para el niño.

El bajo peso al nacer (bebes que nacen con menos de 5 1/2 libras), está asociado con un incremento grande en otros defectos al nacer. Bajo peso al naces puede ser frecuentemente prevenidos.

Usted también puede aprender como eliminar muchos otros riesgo que la llevarían a un embarazo, nacimiento y recuperación más largo y difícil.

Dar a luz sin saber lo que está pasando es como estar en una montaña rusa con una bolsa sobre la cabeza. De seguro que vamos a llegar al final del paseo. Pero, aventarse a un juego así, sin saber qué esperar puede ser una experiencia que asusta y que horroriza.

Es importante darse cuenta que las emociones de una mujer en trabajo de parto juegan un papel muy importante en el progreso de ese trabajo de parto. El trabajo de parto es controlado por hormonas liberadas dentro del cuerpo de una mujer. La liberación de estas hormonas está determinada en gran parte por el estado emocional de la mujer en trabajo de parto. Si ella está asustada y tensa, su cuerpo estará luchando consigo misma. El trabajo de parto puede hacerse más lento. Las contracciones (del útero) pueden volverse menos efectivas.

Si ella está relajada y de buen ánimo, su trabajo de parto puede progresar más rápido y fácilmente.

Solo por esta razón, muchos doctores ahora recomiendan enérgicamente que las mujeres atiendan clases sobre el embarazo y parto. Ellos observan una enorme diferencia en el progreso del trabajo de parto de las mujeres educadas y tranquilas.

Nos podemos asustar de las cosas que no entendemos. Una vez que las entendemos, las podemos controlar, y hasta las podemos disfrutar.

Para muchas mujeres, el embarazo puede ser una experiencia desoladora. Ella siempre se siente que está embarazada. No se puede mover, pensar, o respirar sin darse cuenta de eso. Pero esto no es lo mismo para todos los que la rodean. Este Libro Ilustrado le facilita a todos los miembros de la familia entiendan lo que está pasando durante el embarazo, el trabajo de parto y el parto. De esta manera, toda la familia le puede brindar el apoyo y dar el valor que la mujer embarazada necesita, a la vez que reciben mejor al recién nacido.

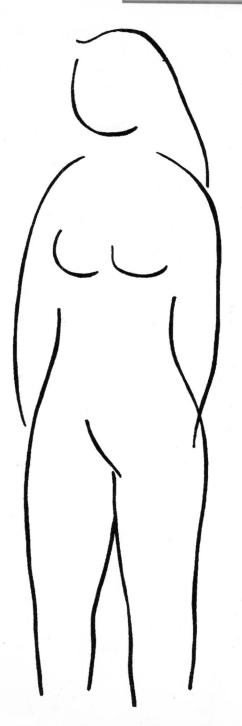

Para entender como suceden el embarazo y el parto, es necesario conocer un poco sobre el cuerpo de una mujer.

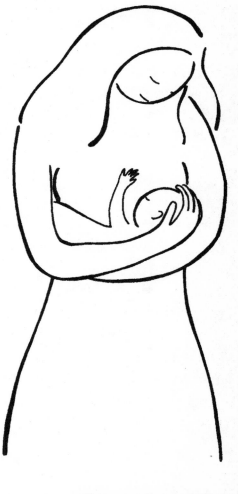

Aberturas Corporales

(1) **La uretra,** el canal que viene de la vejiga y a través del cual la orina sale del cuerpo.

(2) **La vagina** es el canal que va hacia el útero. A la **vagina** también se le conoce como el **canal del parto.** Se llama así porque el bebé debe pasar desde el útero a través de la vagina hacia afuera al mundo.

(3) **El recto** es la parte más baja del intestino grueso. Los desechos solidos del cuerpo (los excrementos) pasan a través de este canal hacia afuera del cuerpo.

(4) **La vejiga** es una pequeña bolsa en forma de triángulo que sostiene la orina, el desecho liquido del cuerpo.

(5) **El útero (la matriz)** es la bolsa muscular en la cual crece el bebé. El dibujo muestra la medida del útero antes del embarazo, cuando tiene aproximadamente el tamaño de una pera pequeña.

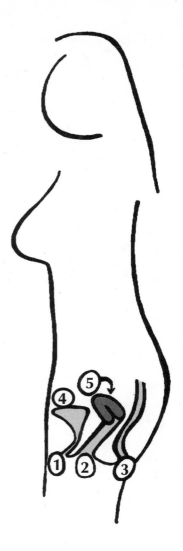

Huesos

(6) El **hueso pubiano** está en la parte más anterior e inferior del cuerpo, protege a *la vejiga* que esta detrás.

(7) La **columna** *o* **espina dorsal**

(8) La **rabadilla** es la parte más inferior de la columna. También se llama el **cóccix**.

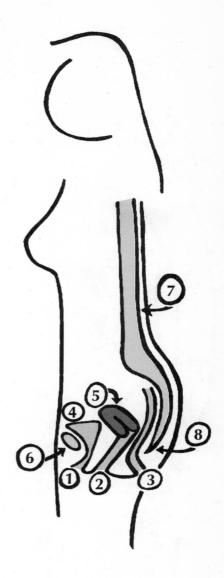

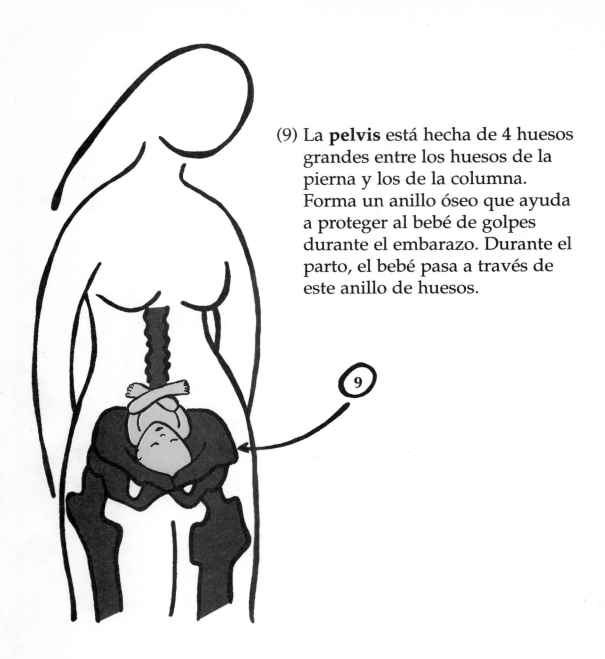

(9) La **pelvis** está hecha de 4 huesos grandes entre los huesos de la pierna y los de la columna. Forma un anillo óseo que ayuda a proteger al bebé de golpes durante el embarazo. Durante el parto, el bebé pasa a través de este anillo de huesos.

Menstruación

El "Periodo" Mensual

Cuando una niña se vuelve una mujer joven, su cuerpo se prepara para la posibilidad de algún día convertirse en madre.

Parte de esta preparación es el crecimiento de sus pechos. Otros signos son la aparición de vello en sus axilas y en el área del pubis, y la aparición de la **menstruación.**

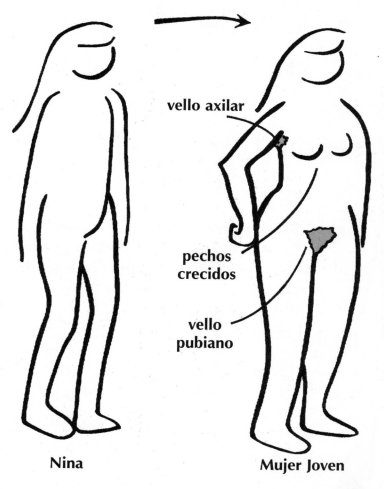

vello axilar

pechos crecidos

vello pubiano

Nina

Mujer Joven

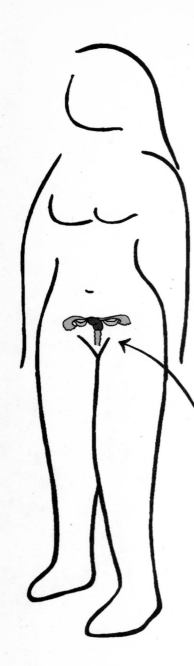

Una mujer lleva huevos (**óvulos**) en dos pequeñas bolitas dentro de su cuerpo llamados **ovarios.** Cuando ella nace ya tiene el máximo número de huevos que tendrá en su vida.

Hay un **ovario** en cada lado del **útero** (la matriz). Cada ovario está conectado al útero por un **tubo** estrecho. **(trompas de Falopio** - llamado así por Gabriel Fallopius, quien los describió primero.)

Ovulación

Cada mes un huevo madura y pasa desde uno de los ovarios a la Trompa de Falopio. Los ovarios se turnan. Cada uno expulsa un huevo maduro cada mes.

La **Ovulación** es el momento en que un huevo maduro sale del ovario. Esto ocurre solo una vez al mes, generalmente 14 días después del primer día del **período** anterior.

El periodo menstrual ocurre cada 24 a 32 días, y dura más o menos, de tres a seis días. La mayoría de mujeres tienen ciclos menstruales de 28 días. (Sus períodos menstruales ocurren cada 28 días.)

periodo menstrual

ciclo de

28-días   1 2 3 4 5 6 7 8 9 10 11 12 13 **14** 15 16 17 18 19 20 21 22 23 24 25 26 27 28

26-días   1 2 3 4 5 6 7 8 9 10 11 12 13 **14** 15 16 17 18 19 20 21 22 23 24 25 26

30-días   1 2 3 4 5 6 7 8 9 10 11 12 13 **14** 15 16 17 18 19 20 21 22 23 24 25 26 27 28 29 30

La ovulación generalmente ocurre cerca de esta fecha.

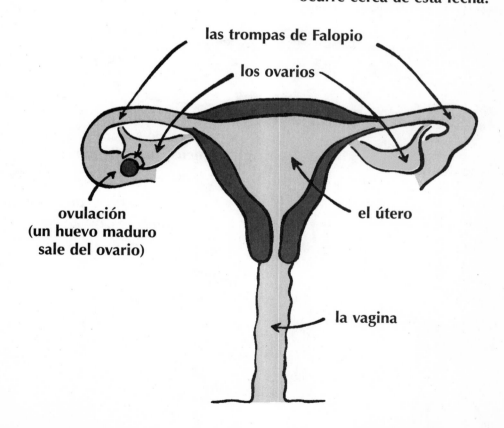

las trompas de Falopio

los ovarios

**ovulación
(un huevo maduro
sale del ovario)**

el útero

la vagina

El Cuerpo de una Mujer   23

El útero se prepara para la llegada del huevo construyendo capas de sangre para nutrir al huevo.

Si el huevo *no* es fertilizado (no se encuentra con el espermatozoide vivo dentro de aproximadamente 24 horas después que sale del ovario) el huevo se destruye y la sangre que se acumuló dentro del útero sale del útero, a través de la vagina, y fuera del cuerpo de la mujer.

A está perdida mensual del huevo no fertilizado se le llama **menstruación,** o más comúnmente, el **periodo** mensual de la mujer. Esto ocurre aproximadamente 400 veces durante la vida de la mujer, empezando a comienzos de su adolescencia, y terminando entre 30 a 40 años después.

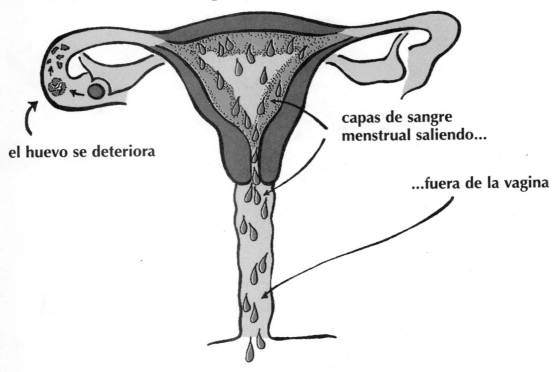

el huevo se deteriora

capas de sangre menstrual saliendo...

...fuera de la vagina

Concepción

La **concepción ocurre** cuando los espermatozoides son deposita-
dos dentro o cerca de la apertura de la vagina y uno de ellos se
encuentra con un huevo maduro en la trompa de Falopio. El
huevo se fertiliza.

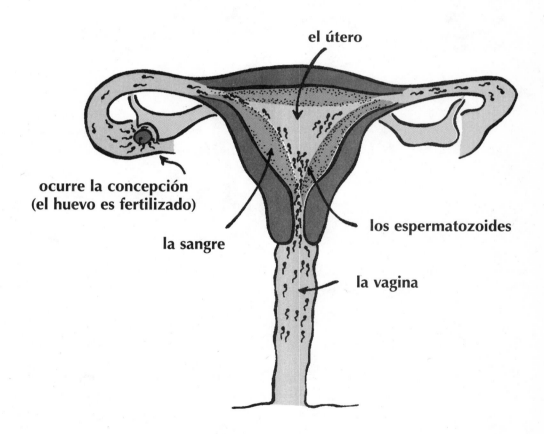

el útero

ocurre la concepción
(el huevo es fertilizado)

la sangre

los espermatozoides

la vagina

El huevo fertilizado pasa a través de la trompa de Falopio hacia el útero. Aquí es donde se llega a implantar dentro de la pared del útero, la cual lo alimenta.

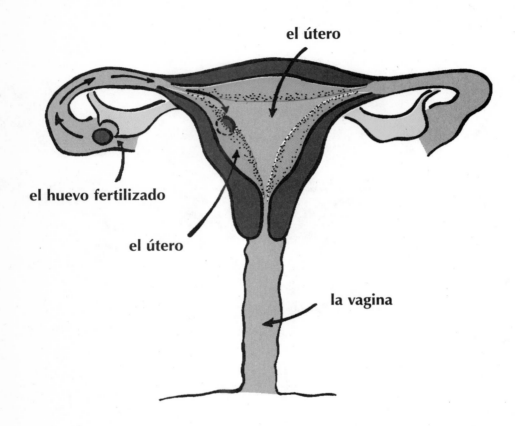

el útero

el huevo fertilizado

el útero

la vagina

Un bebé comienza a crecer dentro del útero de la mujer. La sangre, en vez de perderse, se usa para nutrir al embrión que está creciendo. (Al niño que aún no ha nacido se le llama embrión durante los dos primeros dos meses.) La mujer no llega a tener su periodo y descubre que está **embarazada.**

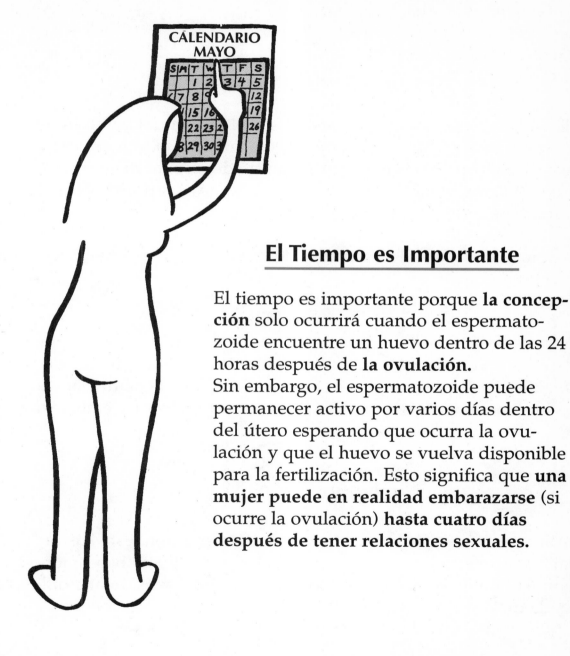

El Tiempo es Importante

El tiempo es importante porque **la concepción** solo ocurrirá cuando el espermatozoide encuentre un huevo dentro de las 24 horas después de **la ovulación.**

Sin embargo, el espermatozoide puede permanecer activo por varios días dentro del útero esperando que ocurra la ovulación y que el huevo se vuelva disponible para la fertilización. Esto significa que **una mujer puede en realidad embarazarse** (si ocurre la ovulación) **hasta cuatro días después de tener relaciones sexuales.**

Cómo Crece el Bebé

Los dibujos son de tamaño natural

El embarazo se empieza *a contar* desde el primer día del último periodo menstrual. Sin embargo, el embarazo *realmente comienza* con **la concepción,** la cual ocurre dentro del primer día después de **ovulación,** o más o menos 14 días después del primer día del último periodo.

Por lo tanto, a las 4 1/2 semanas de embarazo, el bebé tiene generalmente solo dos semanas de formado.

**4 1/2 semanas
(un mes)**

El corazón comienza a latir. El embrión tiene ahora aproximadamente 1/5 de pulgada de largo. La mujer acaba de perder su primer periodo menstrual. Ella piensa que puede estar embarazada.

**9 semanas
(2 meses)**

Ahora al bebé se le llama feto, ya no es un embrión. Está básicamente formado por completo. Todas las partes de un bebé a término están presentes. El feto solo tiene un poco más de una pulgada de largo.

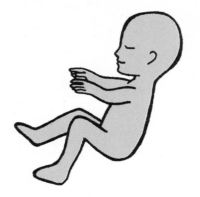

**13 1/2 semanas
(3 meses)**

El feto tiene aproximadamente
2 1/2 a 3 pulgadas de largo. Los
ojos están cerrados.

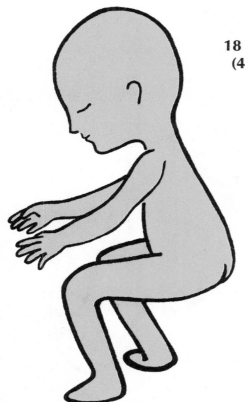

**18 semanas
(4 meses)**

Los brazos y las manos están
completamente formados, con
uñas en los dedos. El feto tiene
aproximadamente 6 pulgadas de
largo. Comienza a beber varias
onzas de líquido amniótico cada
día.

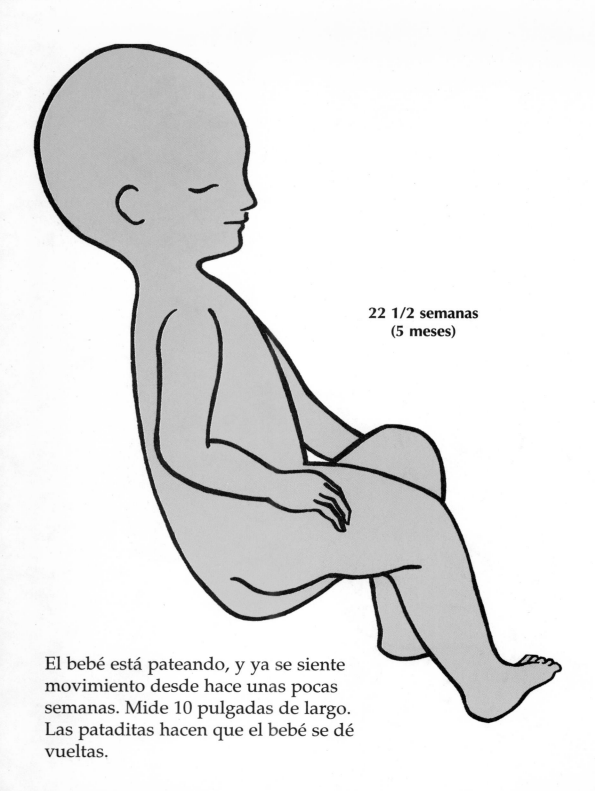

**22 1/2 semanas
(5 meses)**

El bebé está pateando, y ya se siente
movimiento desde hace unas pocas
semanas. Mide 10 pulgadas de largo.
Las pataditas hacen que el bebé se dé
vueltas.

Hay menos espacio para el niño. Ahora ya tiene más de 12 pulgadas de largo. El bebé es muy delgado. Crece a solo 1/3 de su peso de nacimiento en los primeros 6 meses de embarazo. Ahora el bebé pesa cerca de 2 1/2 libras.

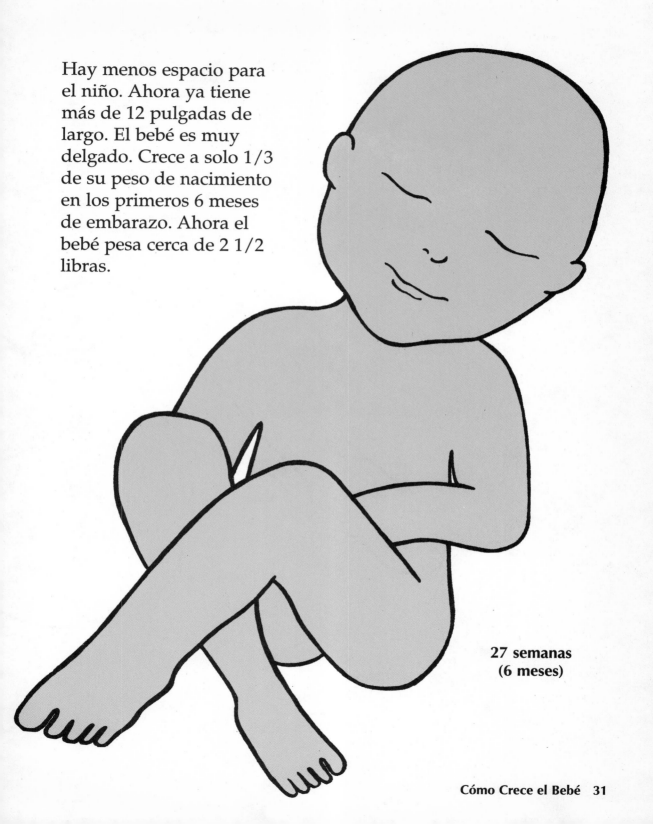

**27 semanas
(6 meses)**

Usualmente el feto ya mide
más de 13 pulgadas de largo

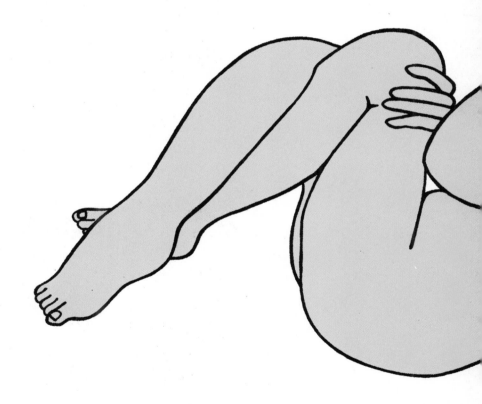

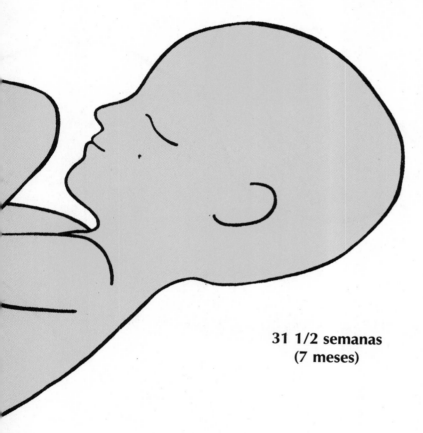

**31 1/2 semanas
(7 meses)**

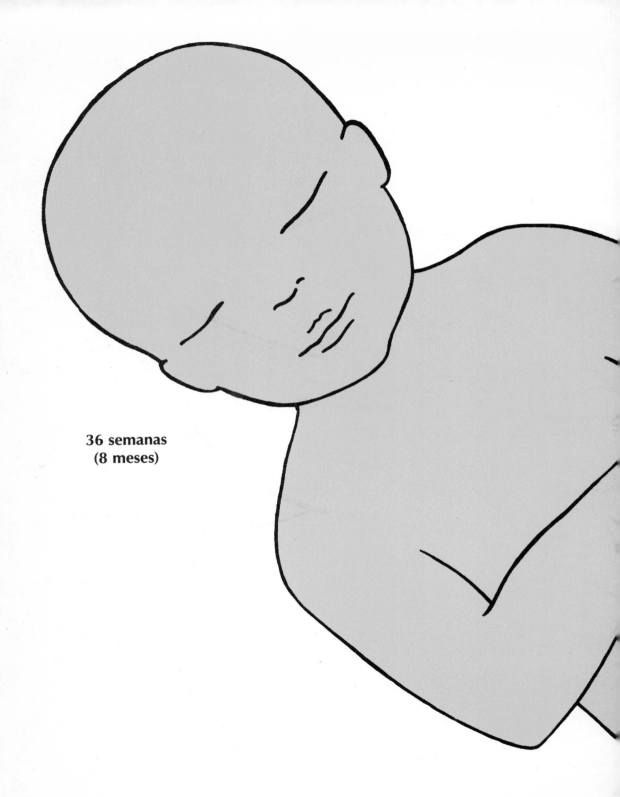

**36 semanas
(8 meses)**

El feto mide generalmente de 15 a 17 pulgadas de largo. Durante este mes, las células cerebrales se forman más rápidamente que en cualquier otro momento de la vida de una persona. Una buena dieta para la mama y suficientes proteínas son de especial importancia.

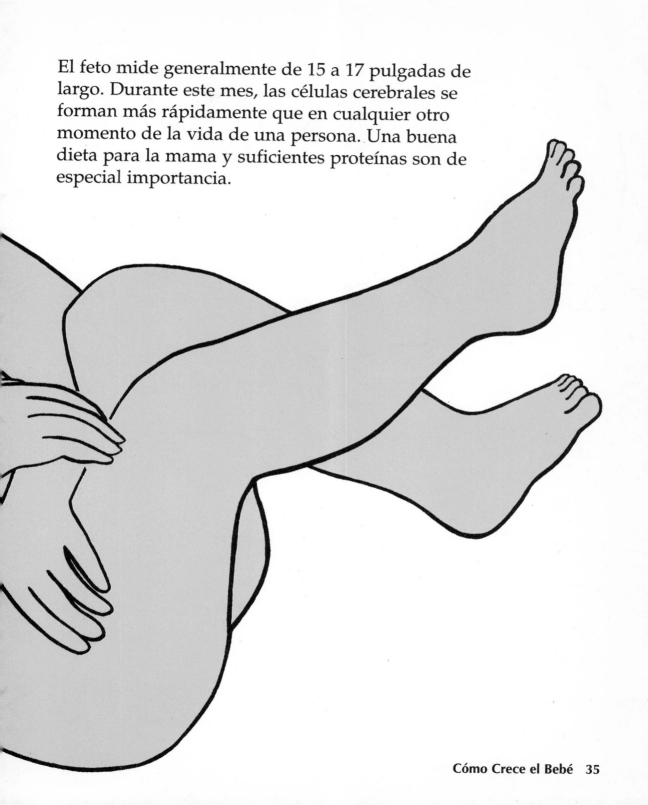

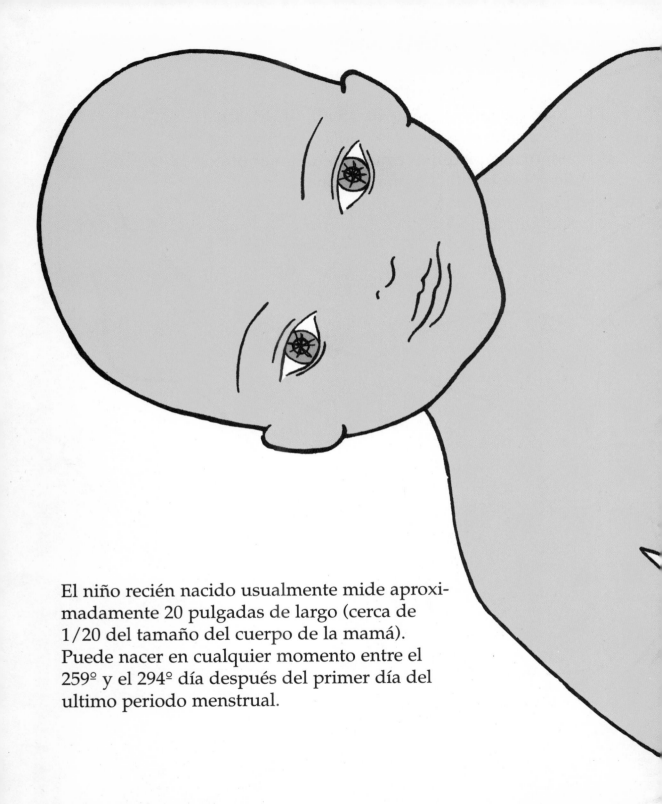

El niño recién nacido usualmente mide aproximadamente 20 pulgadas de largo (cerca de
1/20 del tamaño del cuerpo de la mamá).
Puede nacer en cualquier momento entre el
259º y el 294º día después del primer día del
ultimo periodo menstrual.

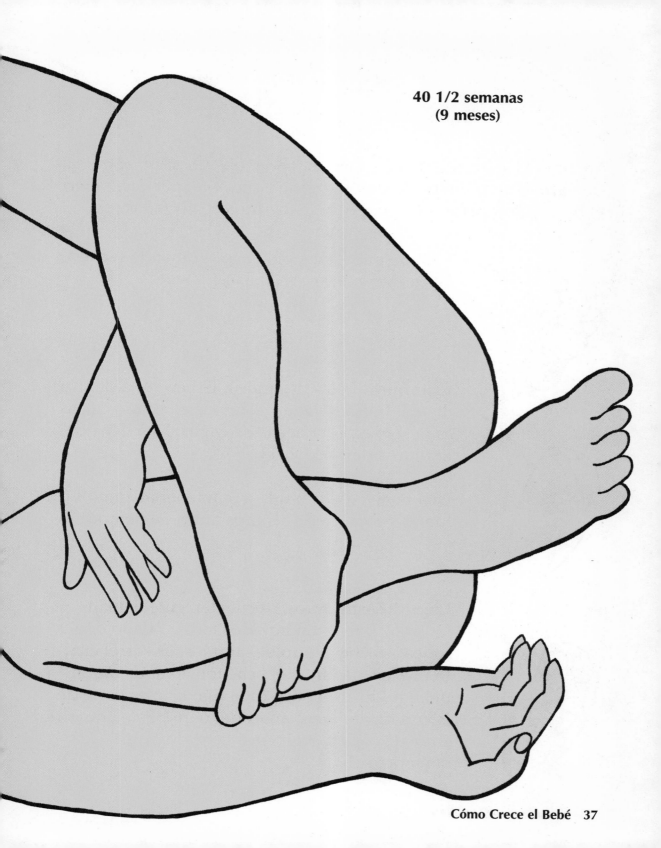

40 1/2 semanas
(9 meses)

Ya vimos *como* crece el bebé. Para entender el embarazo, el trabajo de parto y el nacimiento, también tienen que entender *donde* crece el bebé y que partes del cuerpo de la madre son afectadas.

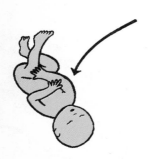

El **bebé** puede ver, oír, y está grabando recuerdos aún desde antes de nacer.

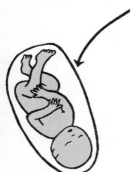

El amnios (bolsa de aguas). El bebé está dentro de una **bolsa de aguas** llamada el **amnios.** Esta es delgada y está hecha de capas. Está llena de líquido amniótico y el bebé.

Una buena dieta ayuda a mantener al amnios fuerte y evita que se rompa antes de tiempo.

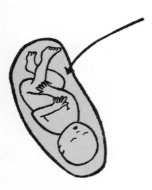

Liquido Amniótico, frecuentemente llamado "aguas." Este es un líquido claro y salado que rodea al bebé dentro del amnios. Desde el cuarto mes en adelante, el bebé toma varias onzas del líquido amniótico cada día. Esto es parte de la comida del bebé antes del parto. Este liquido sirve de cojín y protege al bebé durante el embarazo.

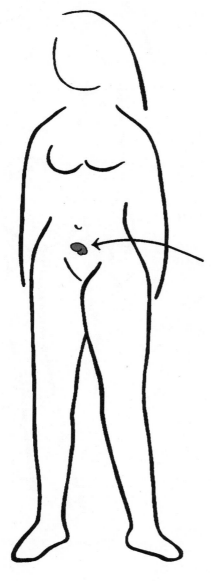

Otra bolsa rodea al amnios. Es una bolsa muscular muy poderosa llamada el **útero** o la **matriz.**

Cuando una mujer no está embarazada, el útero tiene aproximadamente el tamaño de una pera pequeña.

Durante el embarazo, el útero crece hasta tener aproximadamente 20 veces el tamaño normal y se vuelve muy fuerte. Este fuerte músculo tiene la forma de una bolsa y sostiene y protege al bebé.

La abertura del útero se llama el **cérvix** (cuello del útero). Es mucho más gruesa que los lados del útero durante el embarazo. Esto sirve para mantener al bebé adentro. El cérvix o cuello del útero tiene la forma de la parte superior de una camisa con cuello alto. (Recuerde, el útero y su abertura, el cérvix, son músculos.)

El amnios está conectado con la parte interna del útero por **la placenta.** La palabra placenta viene de la palabra en latín que significa *torta aplanada.* La placenta es aplanada y redonda.

La placenta es el sistema que mantiene la vida del bebé. Por medio de la placenta el bebé recibe alimentos y oxígeno de la sangre de la madre. Los desperdicios del cuerpo del bebé pasan a la sangre materna a través de la placenta. La placenta puede ser comparada con el filtro de un acuario.

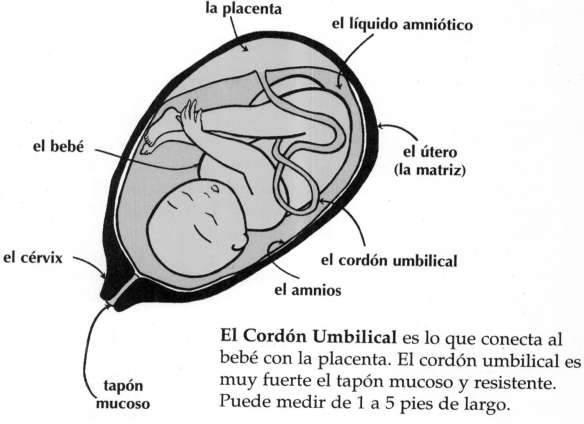

la placenta

el líquido amniótico

el bebé

el útero
(la matriz)

el cérvix

el cordón umbilical

el amnios

tapón
mucoso

El Cordón Umbilical es lo que conecta al bebé con la placenta. El cordón umbilical es muy fuerte el tapón mucoso y resistente. Puede medir de 1 a 5 pies de largo.

La abertura del cérvix esta sellada con un grueso **Mucoso** desde el comienzo del embarazo. Esto protege al bebé y previene que al útero le entre alguna contaminación.

(1) **El abdomen** está en la parte media de su cuerpo. El abdomen contiene al estómago, los intestinos, el hígado, y otros órganos.

(2) **El estómago** es la bolsa muscular especial en el abdomen. Los alimentos que se comen se digieren de tal manera que el cuerpo pueda usarlos.

(3) **Los intestinos** son los tubos largos que llevan comida desde el estómago a través del cuerpo. Desechos sólidos (excrementos) pasan fuera de su cuerpo a través de sus intestinos.

(4) Sobre el estómago está el **hígado.** El hígado ayuda a su cuerpo a hacer buen uso de la comida que usted come. El hígado también ayuda a su cuerpo a deshacerse de toxinas, drogas, o cualquier tóxico que esté en su comida.

(5) Sobre el abdomen está el **diafragma.** El diafragma es una pared muscular que separa al abdomen del área del pecho.

(6) **El corazón** está en el pecho. El corazón es el músculo que bombea sangre a través del cuerpo.

(7) **El útero** está en la parte de abajo del abdomen.

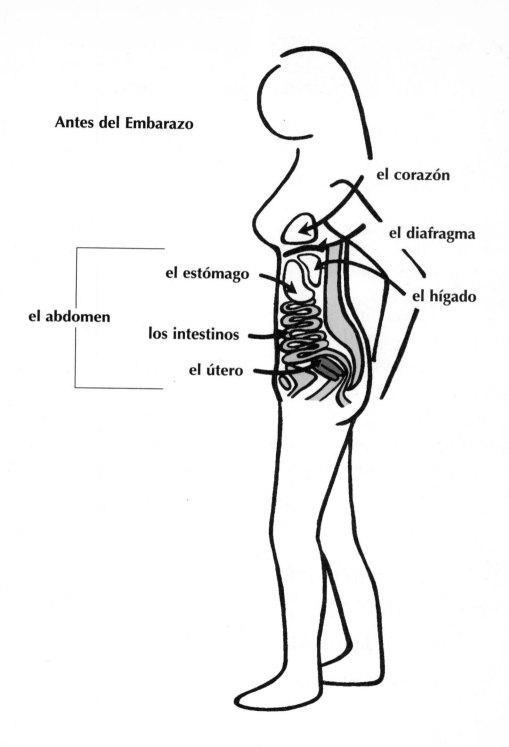

Antes del Embarazo

el corazón

el diafragma

el estómago

el hígado

el abdomen

los intestinos

el útero

¿ADÓNDE SE VAN EL ESTOMAGO Y OTROS ÓRGANOS DURANTE EL EMBARAZO?

Al ir creciendo el bebé cada vez más y más, el estómago, los intestinos, el hígado, y otros órganos son aplastados y empujados hacia *arriba* y *atrás.* Les va quedando mucho menos espacio. Esto hace que se vuelva muy importante hacer lo siguiente:

- **Comer porciones de comida más pequeñas y más frecuentemente.** Simplemente porque ya no hay suficiente espacio para que porciones grandes de comida se puedan digerir bien.

- **Beber mucho líquido.** (Se recomiendan ocho vasos grandes de agua cada día.) El agua le ayuda a que la comida vaya avanzando a través de los intestinos. Esto ayuda a prevenir la indigestión y el estreñimiento.

- **Comer alimentos ricos en fibra.** Estos alimentos absorben el agua y ayudan a que las deposiciones sean blandas y con regularidad. Algunas comidas ricas en fibra son:

    Granos de cereal enteros (arroz integral, granos de
      cereal entero)
    Pastas   Panes
    Frijoles   ensaladas
    otras verduras   frutas

- **No coma comidas grasosas.** Son difíciles de digerir. Estas comidas pueden darle indigestión durante el embarazo. También toman más tiempo de digerir que otras comidas.

    Comidas grasosas y fritas
    Pasteles
    Manteca y mantequilla
    Nueces
    Mantequilla de cacahuate
    Carne

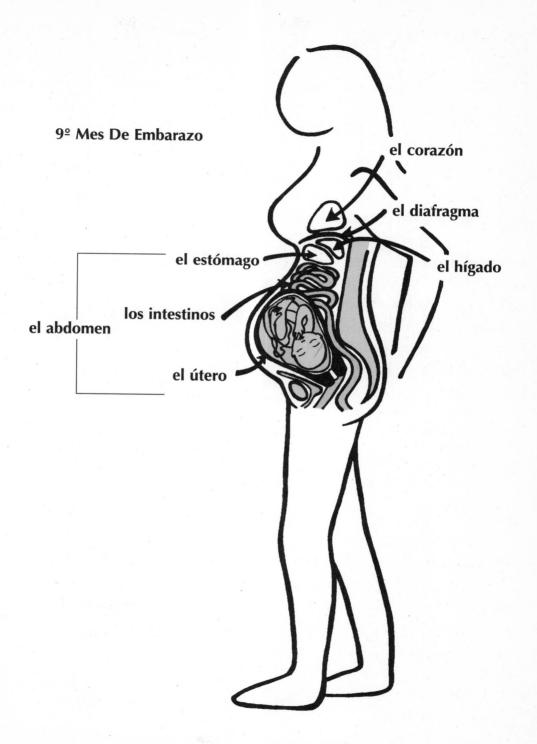

9º Mes De Embarazo

el corazón

el diafragma

el estómago

el hígado

los intestinos

el abdomen

el útero

La Vejiga durante el Embarazo

La vejiga es la pequeña bolsa en forma de triángulo que sostiene la orina. En el cuerpo de la mujer está encima y detrás del *hueso pubiano* y en frente del *útero*.

Al ir creciendo el bebé dentro del *útero*, el útero y el bebé se vuelven cada vez más pesados. La vejiga se aplasta cada vez más y más contra el hueso pubiano.

Cerca del noveno mes de embarazo, la vejiga está completamente aplastada contra el hueso pubiano. La cabeza del bebé está generalmente a un lado. El hueso pubiano está en el otro lado.

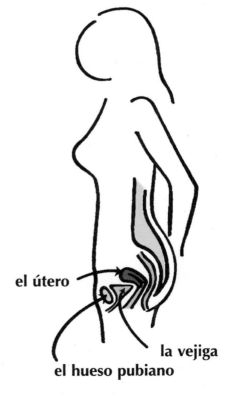

Antes del Embarazo

el útero →

la vejiga

el hueso pubiano

Esto causa mucha "presión *sobre* la vejiga". Se siente como una presión *dentrode* la vejiga. En otras palabras, el peso del bebé sobre la vejiga hace que una mujer se sienta como que tuviese que orinar. Pero cuando va al baño, muchas veces solo salen unas pocas gotas.

Ella siente el peso del bebé presionando la vejiga contra el hueso pubiano. Se siente como una vejiga llena.

Y cada vez que ella camina o corre, el bebé rebota contra la vejiga. Esto usualmente causa que vaya al baño.

9º Mes De Embarazo

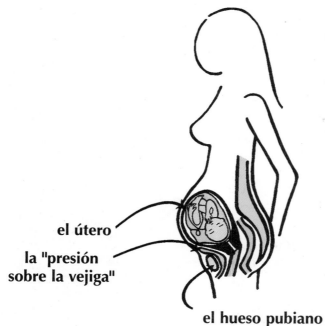

el útero

la "presión sobre la vejiga"

el hueso pubiano

El Músculo del Piso Pelvico
(El Músculo "P.C.")

El músculo P.C. se extiende desde el hueso pubiano por delante, hacia la rabadilla o el **cóccix** por detrás. Estos dos huesos dan al músculo su nombre completo, el **músculo pubocoxigeo** o **P.C.** También ha sido llamado el **músculo Kegel,** por el Dr. Arnold Kegel, que hizo mucha investigación sobre esto.

Control de la Vejiga

El músculo P.C. tiene la forma de una hamaca. Forma el piso de la pelvis. En la mujer brinda soporte para la vejiga, el útero, la vagina, y el recto. Un fuerte P.C. asegura un buen control de la vejiga y de los intestinos. Si orina al toser, reír, estornudar, o con el hipo o eructos es un signo de un el P.C. débil.

el hueso pubiano

**músculo P.C.
en buenas condiciones**

**cóccix
(la rabadilla)**

**La uretra, vagina, y el recto
pasan directamente a través del
músculo P.C.**

Un músculo P.C. fuerte la mantiene a usted sin que se le escape la orina o contenidos intestinales cuando usted no quiere. Un músculo P.C. débil causa falta de control de la vejiga o de los intestinos (incontinencia).

Un músculo débil no puede sostener a los órganos del área pélvica. El útero puede soltarse y la uretra y el recto perder el soporte.

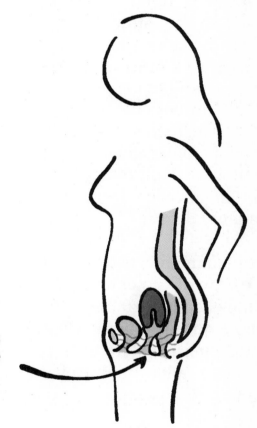

músculo P.C. en malas condiciones (Se puede sentir una perdida de control de la vejiga.)

El Músculo P.C. durante el Embarazo

El embarazo pone mucha presión sobre el músculo P.C. El músculo P.C. ayuda a sostener al útero que está creciendo y al bebé. También controla la producción aumentada de orina asociada con el embarazo.

Durante el nacimiento del niño, el músculo P.C. se estira para permitir el pasaje del bebé. Las mujeres con un músculo P.C. fuerte no experimentan dificultad después del parto. El músculo P.C. fuerte, rápidamente regresa a su forma original. Pero, las mujeres con un músculo P.C. débil pueden perder control de la vejiga después del nacimiento del bebé.

Afortunadamente, usted puede hace ejercicio para el músculo P.C. durante el embarazo. Esto puede ayudar a que esté fuerte. Un músculo P.C. fuerte le dará buen control de la vejiga tanto durante el embarazo como después de dar a luz.

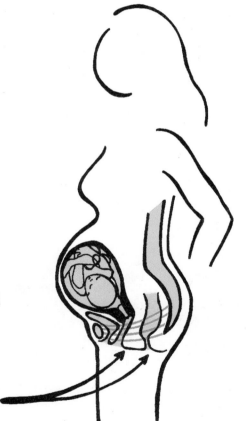

músculo P.C. en buenas condiciones durante el embarazo.

Como Ejercitar el Músculo P.C.

Usted hace ejercicio del músculo P.C. al ajustar los músculos de la pelvis como queriendo prevenir que la orina se escape. Lentamente cuente hasta cinco, y luego relájese. Esto se puede practicar mientras esté sentada en el baño. Practique parando y volviendo a empezar a orinar.

Después de acostumbrarse al ejercicio, usted puede hacer lo en cualquier lugar y momento (mientras camina, maneja, al cocinar, esperar en una fila, etc. ¡Nadie se dará cuenta que usted lo está haciendo!)

El ejercicio se debe hacer en grupos de cinco a diez a la vez durante el día. Durante el embarazo la meta debe ser de 10 a 20 grupos de estos cada día.

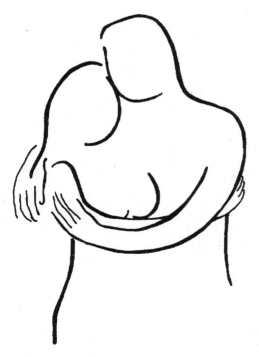

Los hombres también tienen músculos P.C. Un músculo P.C. fuerte le puede dar a *cualquiera*, joven o viejo, un buen control de la vejiga.

Respuesta Sexual

La mujer que desarrolla un fuerte músculo P.C. puede descubrir que la relación sexual mejora para ella misma y para su pareja. Un fuerte músculo P.C. se manifiesta en una vagina más ajustada naturalmente. Una vagina ajustada le da a ambos una mayor estimulación durante las relaciones sexuales. Por lo tanto, una mejor vida sexual es otra ganancia feliz del ejercicio regular del músculo P.C.

VOLUMEN SANGUÍNEO

La cantidad de sangre en el cuerpo de una mujer aumenta durante el embarazo hasta en un 40%. Esto es natural y normal. Pero ¿que tiene que ver esto con su cuerpo?

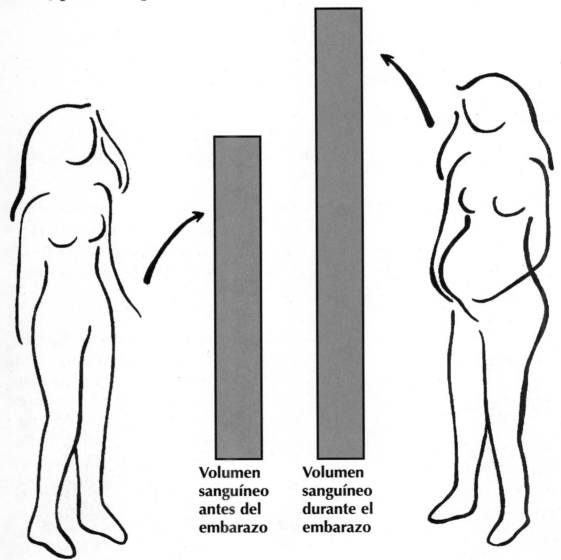

Volumen sanguíneo antes del embarazo

Volumen sanguíneo durante el embarazo

Varices, Hemorroides, Y Fatiga

El volumen sanguíneo adicional puede causar que sus vasos sanguíneos se hinchen. La circulación (movimiento de la sangre)
puede enlentecerse. Varices (venas hinchadas) pueden aparecer
en sus piernas. Ella puede tener hemorroides (venas hinchadas en
el recto). Ella se puede sentir cansada la mayor parte del tiempo.

¿Qué puedes hacer?
¡Haga ejercicio!

Durante su embarazo haga ejercicios aeróbicos durante por lo
menos 20 minutos todos los días - caminar es lo mejor. El ejercicio
regular hace que su cuerpo produzca **más canales a través de las
cuales la sangre pueda fluir.** Esto reduce la hinchazón de sus
venas. Mejora la circulación. Y también aumenta su energía.

Los ejercicios aeróbicos son aquellos que son continuo y sin
parar. Causan un incremento en su frecuencia cardiaca. Buenos
ejercicios aeróbicos durante el embarazo incluyen una caminata
enérgica, la natación, y montar bicicleta. No corra, trote, o haga
cualquier ejercicio que cause rebote o sacudida del cuerpo. No te
dejes cansar mucho. También es importante usar ropa ligera. No
dejes que el cuerpo se caliente mucho al hacer ejercicios durante
el embarazo.

Es importante preguntarle al doctor antes de empezar sobre
cualquier programa de ejercicio durante el embarazo. Pare
cualquier ejercicio que cause sangrado vaginal, pequeñas manchi-
tas de sangre, o calambres. Reporte cualquiera de esos síntomas
inmediatamente a su doctor.

Posicion para Dormir

Cuando una mujer está embarazada y duerme o se recuesta boca arriba, el peso del bebé, el útero, y el las aguas presionan una vena mayor del cuerpo (vena cava). Esto hace que el flujo de sangre en todo el cuerpo sea más lento. Esto puede contribuir a la hinchazón anormal de las piernas (edema) y que aparezcan las varices. **El trabajo de parto se hace más lento cuando está en esta posición.**

Una mujer con un bebé muy grande o gemelos puede desmayarse si se le hace dormir boca arriba. Si el movimiento de sangre a través del cuerpo es enlentecida, usted se sentirá cansada, aun después de haber dormido.

Posición Incorrecta

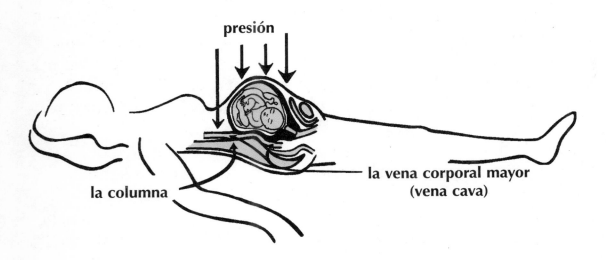

presión

la columna

la vena corporal mayor
(vena cava)

Cualquiera de las posiciones de lado es buena para dormir o descansar. Acostándose a un lado ayuda que su sangre se mueva bien a través de su cuerpo. Esto le ayuda a descansar mejor.

Posición Correcta

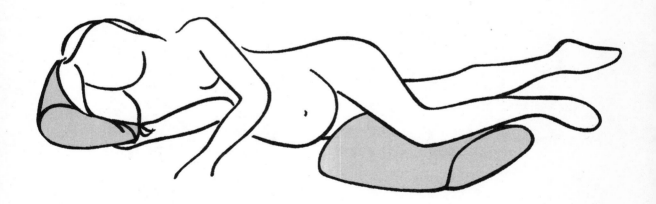

UNA BUENA DIETA ES IMPORTANTE

Algunas personas piensan que el bebé tomará todo lo que necesita del cuerpo de la mamá. ¡Esto no es verdad! **Los alimentos que una mujer embarazada come cada día son los alimentos que van a formar el cuerpo del bebé.**

Las necesidades especiales que el bebé requiere para su crecimiento hace que una dieta excelente, de parte de la mamá, sea importante. Dependiendo de la dieta y del cuidado de sí misma, ella le ofrecerá al niño el regalo de un cuerpo mal o bien formado.

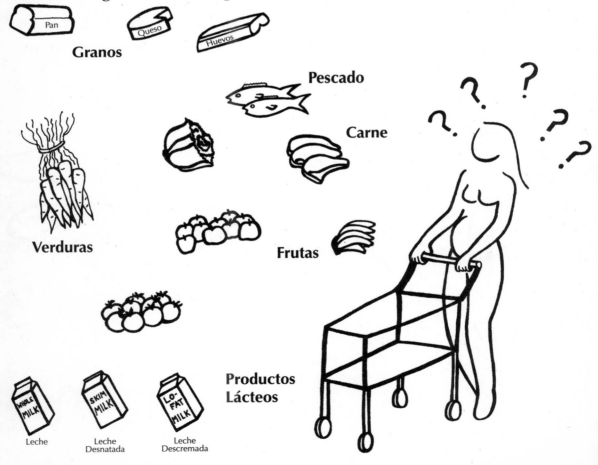

Pan

Queso

Huevos

Granos

Pescado

Carne

Verduras

Frutas

Productos Lácteos

WHOLE MILK
Leche

SKIM MILK
Leche Desnatada

LO-FAT MILK
Leche Descremada

Alimentos No Nutritivos No Pueden Construir un Cuerpo Saludable para el Bebé

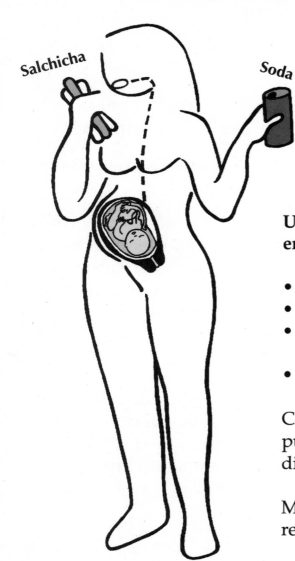

Salchicha

Soda

Una mala dieta durante el embarazo puede causar en parte los <u>defectos de nacimiento.</u>

Una buena dieta durante el embarazo puede ayudar a asegurar:

- Un bebé fuerte, saludable y normal
- Un embarazo cómodo y fácil
- Un trabajo de parto y nacimiento más fáciles
- Una madre feliz y saludable

Casi todas las quejas del embarazo pueden ser resueltas con una buena dieta y ejercicio adecuado.

Muchas quejas desaparecen de repente al mejorar la dieta.

Que Comer

(Vea el ejercicio de la pagina 119.)

Una dieta bien balanceada significa comer una buena variedad de comidas.

*Frutas *Verduras *Granos *Productos lácteos (leche y quesos)
*Alimentos proteicos (carnes, pescado, huevos, nueces, o frijoles)

Es importante comer alimentos de cada uno de estos grupos cada día. Esto asegura que el bebé reciba todo lo que necesita para tener un cuerpo bien formado y saludable.

Los alimentos pierden muchos nutrientes importantes cuando son procesados. Por ejemplo, una papa contiene más valor nutritivo que las papas fritas. El arroz integral contiene más valor nutritivo que el arroz blanco o el procesado. La harina o tortilla de trigo o maíz y el pan de trigo contienen más valor nutritivo que la harina blanca, el pan blanco, o las tortillas de harina.

Haga comidas simples en casa utilizando ingredientes frescos tan seguido que usted guste. Las comidas preparadas en casa quizás cuestan menos y brindan mayor valor nutritivo que la mayoría de comidas congeladas, comidas en latadas, o comidas preparadas en restaurantes.

Dulces Y Grasas

Los dulces hacen que la mujer embarazada se sienta llena. Pero no brindan mucho valor nutritivo al niño en desarrollo (ni para la mama). Coma menos o ninguno de estos alimentos durante el embarazo.

*Caramelos   *Mantequilla   *Manteca

*Galletas   *Tortas   *Cremas

*Pasteles   *Aceites de cocina

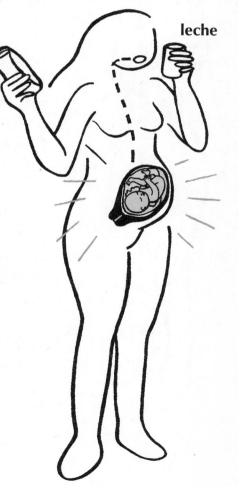

leche

Burrito de frijoles y queso en una tortilla de maíz

Ganancia De Peso

Una mujer saludable que tiene una buena dieta aumenta cerca de 25 a 35 libras (15 o 16 kilos) durante el embarazo. Sin embargo, si una mujer saludable aumenta el mismo peso comiendo alimentos *no nutritivos,* puede tener problemas. Lo importante no es cuanto peso aumenta, sino que *clase* de comidas ella está ingiriendo para hacerlo.

El Hígado durante el Embarazo

Las células rojas de la sangre se producen constantemente dentro de su cuerpo. Ellas viven cerca de 120 días, y luego mueren. Nuevas células rojas sanguíneas se están produciendo constantemente para reemplazar a las anteriores.

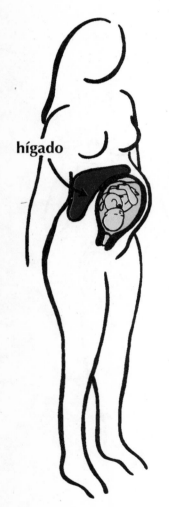

hígado

Su hígado colecciona todas las células rojas sanguíneas. También colecta rezagos de sustancias químicas extrañas o toxinas que pueda haber comido, tales como los preservantes químicos en algunas comidas, y desechos de ellos, para que su sangre pueda permanecer limpia y saludable. Su hígado está trabajando todo el tiempo para mantener su sangre limpia.

Durante el embarazo, el hígado del bebé aún se está desarrollando. Todavía no trabaja muy bien. **Piense en el número de veces en que tiene que cambiarle el pañal al bebé que recién ha nacido. Durante el embarazo, todos los desechos del bebé se depositan en la sangre de la mamá.** El hígado de una mujer embarazada debe trabajar muchísimo para ayudar a mantener la sangre limpia.

DROGAS, ALCOHOL Y EL BEBÉ

Las drogas y el alcohol son sustancias por las cuales el hígado trabaja duro para expulsar del cuerpo. El hígado de una mujer embarazada *ya* está trabajando muy duro durante el embarazo. Las drogas y el alcohol pueden ser mucho más de lo que su hígado puede soportar. Su hígado recargado de trabajo quizás no sea capaz de limpiar las drogas o el alcohol del cuerpo tan rápido como lo podía hacer antes del embarazo. Por esta razón, las drogas y el alcohol pueden tener mayor efecto en la mujer durante el embarazo. El efecto es diferente en cada mujer.

Las drogas o alcohol durante que ingiere el embarazo van directamente al bebé. **El hígado del bebé en desarrollo no puede eliminar fácilmente estas sustancias del cuerpo del bebé. Tienden a
coleccionarse en el cuerpo del bebé en *mayores concentraciones*
que en el cuerpo de la mamá. Las drogas y el alcohol pueden
interferir con el desarrollo del bebé durante el embarazo.**

> **Las drugas y el alchol pueden dañar el desarollo
> del cuerpo del bebé durante el embarazo.**

Las drogas y el alcohol durante el embarazo pueden causar o contribuir a una amplia variedad de defectos de nacimiento del niño.
¡No use drogas o alcohol durante el embarazo!

Aveces se necesitan medicinas durante el embarazo. Pero sus
beneficios deberían ser cuidadosamente comparados con los
posibles efectos negativos que podrían afectar al bebé que aun no
ha nacido.

Prevención de Defectos de Nacimiento

En 1988, uno de cada 14 bebés nacidos en los Estados Unidos nació con un defecto de nacimiento (March of Dimes). **Usted puede bajar el riesgo de su niño. Durante el embarazo evite lo siguiente:**

(1) Las drogas. Esto incluyen las no recetadas por el doctor o remedios caseros, como el bicarbonato de sodio disuelto en agua. Muchas drogas recetadas, incluyendo sedantes y tranquilizantes, no son seguras durante el embarazo.

(2) El fumar cigarrillos, o cualquier otra cosa. Tabaco en todas sus formas.

(3) El alcohol, incluyendo cerveza y vino. **Ningún** nivel de alcohol es seguro durante el embarazo.

(4) Las drogas ilegales, tales como marihuana, cocaína, crack, heroína, y PCP. Cada una ha demostrado que crean serios riesgos de salud tanto para la mujer embarazada como para el niño que lleva dentro.

(5) Café, té, o cualquier bebida que contenga cafeína (incluyendo sodas y chocolate).

(6) Mala nutrición.

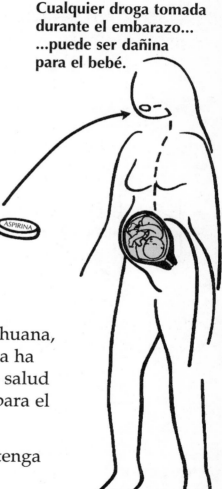

Cualquier droga tomada durante el embarazo...
...puede ser dañina para el bebé.

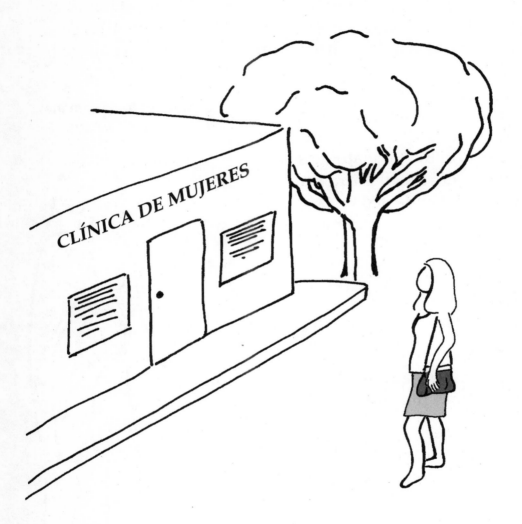

El cuidado prenatal significa visitas regulares al doctor, obstetriz, o clínica durante el embarazo. El horario de sus visitas cambiará pero usualmente incluye:

-un examen físico general;

Este examen debería ser hecho al comienzo del embarazo, usualmente dentro de la primera o segunda semana de descubrir que usted está embarazada. Su profesional de salud le:

- Confirmará si usted está embarazada

- Determinará el estado de su salud

- Descubrirá cualquier problema que necesite corrección u observación

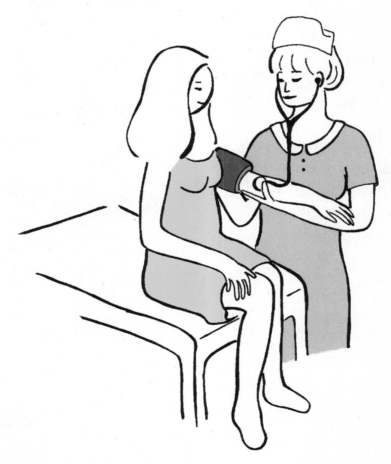

-exámenes regulares mensualmente, hasta el séptimo mes;

Su doctor u obstetriz:
- Escuchará los latidos cardiacos del bebé
- Medirá su útero (desde afuera) para ver si su bebé está creciendo normalmente.
- Controlará si usted está aumentando el peso suficiente.
- Controlará su presión sanguínea, y controlará muestras de su sangre (para ver si tiene anemia o infección)
- Controlará su orina (para ver si hay azúcar, proteínas, o infección).
- Examinará sus manos y pies buscando signos de hinchazón anormal (edema).
- Discutirá cualquier problema físico que usted pueda haber tenido
- Tratará de responder a sus preguntas. (Asegúrese de ir escribiendo cualquier pregunta que tenga antes de ir a su examen.)

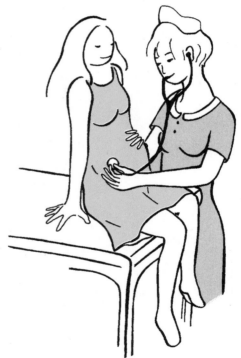

-exámenes regulares cada 2 semanas en el 8º mes, y una vez por semana en el 9º mes, hasta que nazca el bebé.

Los exámenes serán los mismos pero ahora su profesional examinará:

- El tamaño y posición del bebé.
- El cérvix o cuello del útero (ver la pagina 40) para ver si se está ablandando o si se está adelgazando.

El cuello de su útero es duro y firme durante el embarazo, pero se ablanda justo antes de que el bebé esté listo para nacer. Algunos profesionales de la salud se refieren al cuello del útero como **verde** cuando esta firme, y **maduro** cuando esta blando. ¡Un cuello de útero blando, "maduro" significa que el bebé nacerá pronto!

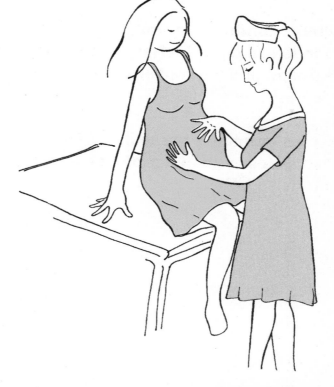

El Cuidado Prenatal Es Importante

Los exámenes prenatales regulares pueden ayudar a su doctor u obstetriz a descubrir, corregir o prevenir problemas tales como:

- **anemia** (niveles bajos de hierro y oxígeno en su sangre)

- **diabetes gestacional** (diabetes que solo ocurren en el embarazo)

- **pre-eclampsia** (una condición potencialmente peligrosa que se caracteriza por presión alta, hinchazón anormal del cuerpo, y proteínas en la orina)

- **infecciones** (que pueden contribuir que el bebé salga muy pronto y muy pequeño)

Estas y otras condiciones son generalmente corregidas con facilidad cuando son descubiertas al comienzo del embarazo. Pero, si no se tratan, pueden convertirse en una seria amenaza para usted y su bebé.

Empieza los exámenes prenatales regulares, temprano en el embarazo. Estos ayudan a proteger su propia salud, y la salud y bienestar de su bebé.

El útero, la gran bolsa muscular que sostiene al bebé, tiene su parte más gruesa en el cérvix o el cuello del útero (entrada del útero) durante el embarazo. El cérvix grueso ayuda a sostener con toda seguridad al bebé.

Para que el bebé pueda salir, el cuello del útero grueso se va adelgazando y luego se abre lo suficiente como para que el bebé pueda pasar.

Este adelgazamiento (también llamado **borramiento**) y apertura del cuello del útero (**dilatación**) ocurre muy gradualmente, poco a poco durante varias horas.

El útero se ajusta, jalando al cuello del útero hacia atrás un poquito. Luego se relaja. Los ajustamientos y relajaciones del útero son las **contracciones del trabajo de parto**. Primeramente las **contracciones** hacen que el cuello del útero se vuelva delgado. Luego se estira para que el bebé pueda pasar a través de el.

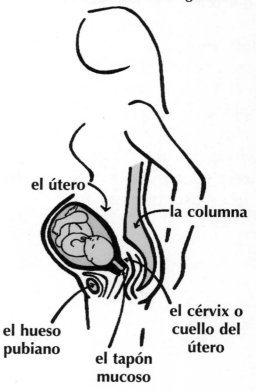

Antes que comience el trabajo de parto. El cuello del útero esta grueso.

el útero

la columna

el hueso pubiano

el tapón mucoso

el cérvix o cuello del útero

Todo el **útero** es un músculo.
Se arregla a si mismo. Se vuelve
delgado y amplio en el **cuello
del útero,** y se vuelve grueso al
otro extremo. Esto es lo que
sucede durante el 90% del **trabajo de parto.** Esta es la larga
**primera etapa del trabajo de
parto**, el rearreglamiento del
útero es para jalar el **cuello del
útero** hasta que se abre.

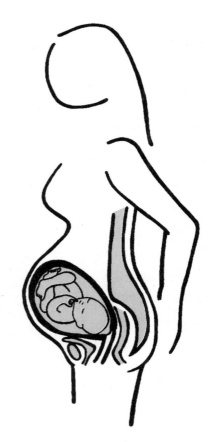

**El cuello del útero
adelgazándose pero
no muy abierto.
Ya se salió el tapón mucoso.**

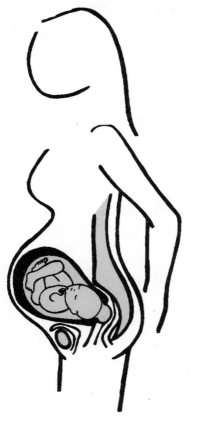

**El cuello del útero
abierto hasta la mitad**

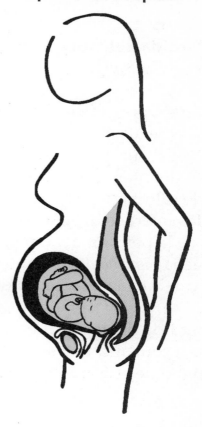

**Cuello del útero completamente
abierto "listo para empujar al bebé
hacia afuera."**

Finalmente, solo falta que las **contracciones de empuje** empiecen.
Después el fondo grueso del **útero** comienza a empujar al bebé
hacia afuera. (La corta **segunda etapa del trabajo de parto.**)

Los 3 Signos Del Trabajo De Parto

1 **Perdida del tapón mucoso.** También se lo conoce como el *programa sangriento*.

Al comenzar a adelgazarse el cuello del útero y a abrirse, el tapón mucoso se desprende y sale. Pasa a través de la vagina hacia afuera del cuerpo. A veces pedacitos de la parte de adentro del cuello del útero son arrastrados hacia afuera con esto. Por lo tanto puede salir algo de sangre con el tapón mucoso que viene de los bordes internos del cuello del útero al despegarse. Cuando esto sucede la perdida del tapón mucoso puede acompañarse de una pequeña *mancha de sangre*.
(No duele cuando usted pierde el tapón mucoso.)

La perdida del tapón mucoso es un signo de que el cuello del útero a comenzado a adelgazarse y abrirse. Por lo tanto, este es un signo de que el *trabajo de parto* ha comenzado.

Trabajo De Parto Falso

Muchas mujeres tienen "trabajo de parto falso" o muchas pequeñas contracciones de práctica durante el último mes o los últimos dos meses del embarazo.

Estas pequeñas contracciones "de práctica" no son el verdadero trabajo de parto porque el bebé aún no está listo para nacer. Pero, pueden causar que el cuello del útero se adelgace y aún que se abra un poquito, a veces hasta un mes o más antes de que el trabajo de parto verdadero comience.

Y así, a veces el tapón mucoso se pierde o el "programa sangriento" se ve semanas antes de que comience el verdadero trabajo de parto. Si esto sucede, puede significar que el verdadero trabajo de parto va a durar un poco menos. No hay de que preocuparse. Avísele a su doctor u obstetriz cuando estos signos de partos se presenten.

Podrá perder su tapón mucoso sin darse cuenta al desocuparse en el baño.

*Advertencia: Si usted tiene menos de 37 semanas de embarazo y pierde el tapón mucoso, **No tenga relaciones sexuales.** La relación sexual puede causar que el bebé se venga muy pronto. Espere hasta que usted cumpla 37 semanas. Entonces podrá tener relaciones sexual si quiere.

2 Contracciones. (El útero se ajusta y relaja al estar trabajando para abrir el cuello del útero.)

El signo más seguro de que el trabajo de parto ha comenzado son las contracciones regulares que no desaparecen sin importar lo que la mujer haga y sin importar en que posición esté.

Ya que la contracciones "de práctica" (trabajo de parto falso) son comunes, la mejor manera de decir si estas contracciones son el trabajo de parto verdadero es ponerse a caminar, tomar una ducha tibia, o simplemente cambiar de posición y actividad. Si las contracciones desaparecen, probablemente era un "trabajo de parto falso."

Pero, si las contracciones se hacen cada vez más fuertes y más seguidas después de cambiar su actividad y posición varias veces, entonces es muy probable que ya esté en el trabajo de parto.

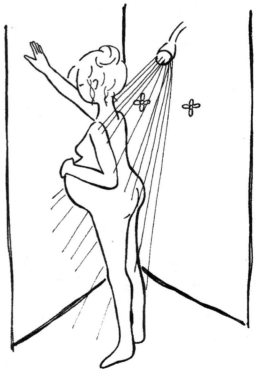

Si usted nota que también sale sangre o mucosa de la vagina en ese momento, usted puede estar segura de que está en el trabajo de parto verdadero.

3 **El Amnios (bolsa de aguas) se rompe.** Si el amnios (bolsa de aguas) se rompe en cualquier momento durante el embarazo, una mujer siempre debe llamar a su doctor u obstetriz para hacerle saber lo que pasó. Las contracciones deberían comenzar dentro de 12 a 24 horas desde el momento que el amnios (bolsa de aguas) se rompe. Las contracciones también pueden comenzar inmediatamente después.

Es importante poner una sábana de plástico sobre el colchón, debajo de sus otras sabanas, para proteger el colchón en caso de que el amnios (bolsa de aguas) se rompa cuando usted está en la cama.

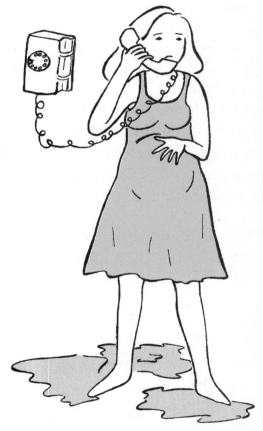

El Propósito de las Contracciones

1ra etapa del trabajo de parto

El único propósito de las contracciones es **dilatar el cérvix o cuello del útero, para estirarlo** de tal manera que el bebé pueda salir. Cada vez que tenga una contracción RELAJE su área vaginal y el resto de su cuerpo. Esto le ayuda a que el cuello del útero se abra lo máximo posible.

Periodos De Descanso

Recuerde, las contracciones del trabajo de parto aparecen y **desaparecen.** Ellas permiten que una mujer **descanse** entre ellas. Contracciones cada 4 minutos significa que solo hay 15 contracciones en una hora. ¡Y cuanto más cercanas y más fuertes son las contracciones, más pronto nacerá el bebé!

Las contracciones del trabajo de parto se aceleran de manera muy parecida a la que un carro que aumenta velocidad al ir moviendo los cambios para una mayor velocidad. Cuando comienzan las contracciones, ellas usualmente duran solo 30 segundos, y pueden ser hasta de cada 20 minutos o más.

Gradualmente, las contracciones se van acercando cada vez más - cada 15 minutos, cada 10 minutos, cada 5 minutos, cada 3 minutos.

Poco a poco, las contracciones se hacen más largas - 30 segundos, 45 segundos, 1 minuto, 1 1/2 minutos. A veces, justo antes de que sea tiempo de que salga el bebé, ¡las contracciones pueden durar hasta 2 minutos!

Cuanto más fuertes y más frecuentes se hacen las contracciones, más rápido se abrirá el cuello del útero.

Dilatación del Cuello del Útero

Los dibujos son de tamaño natural.

Su **trabajo** es el de **relajar el resto de su cuerpo completamente** mientras el útero está trabajando más duro y más rápido para abrir el cuello del útero. Y es **trabajo** de verdad. Puede tomarle desde 2 a 24 horas, o más, al cérvix para que en una mujer saludable y normal se abra completamente de tal manera que ella esté lista para expulsar al bebé.

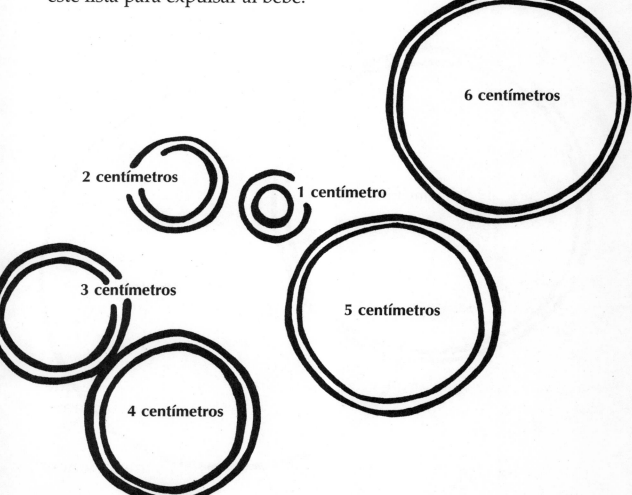

6 centímetros

2 centímetros

1 centímetro

3 centímetros

5 centímetros

4 centímetros

Tan pronto que el cuello del útero esté completamente abierto (a 10 centímetros) las contracciones se alivian. Se hacen más cortas, más separadas, y menos fuertes. Este es siempre un descanso bienvenido de las contracciones muy fuertes, muy largas y juntas que viene justo antes de la dilatación completa.

Tan pronto como su cuello del útero está completamente abierto usted puja y sale el bebé. ¡Esta es usualmente la parte más alegre y emocionante para todos!

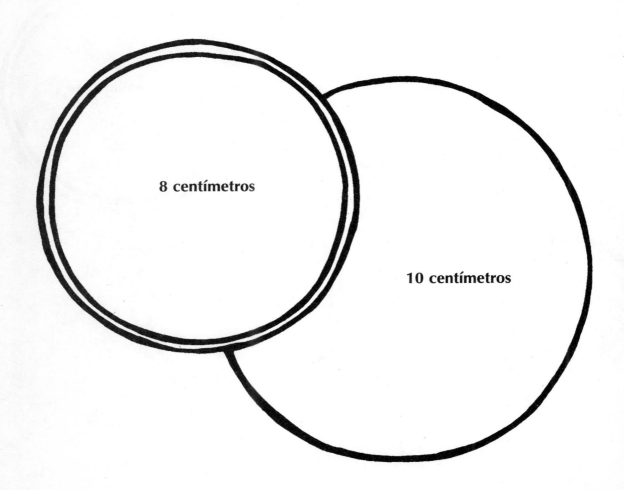

Exámenes Vaginales Durante
La 1ra Etapa del Trabajo de Parto

La mano del doctor, enfermero , obstetriz se muestra verificando que tanto se ha abierto el cuello del útero. La mujer en trabajo de parto está acostada boca arriba - justamente para el examen vaginal.

El cuello del útero se ha abierto más o menos 3 centímetros. El amnios (bolsa de aguas) aún no se ha roto.

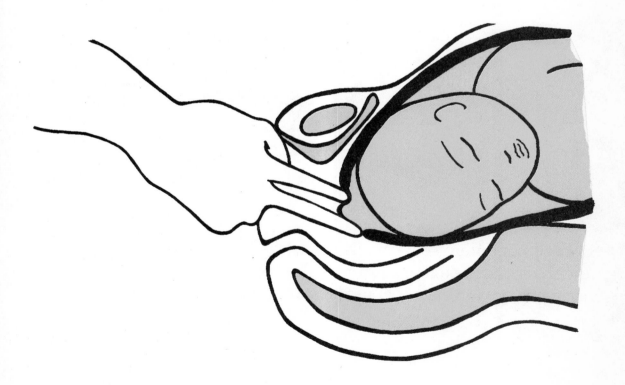

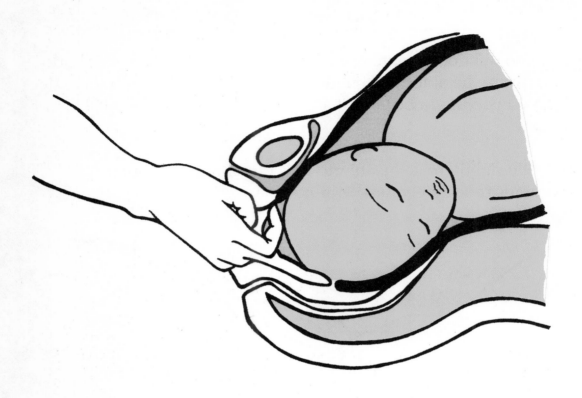

El cuello del útero se ha abierto cerca de 7 a 8 centímetros. El amnios (bolsa de aguas) aún no se ha roto. El bebé se ha movido hacia abajo y la vejiga y el recto están siendo muy presionados.

El cérvix o cuello del útero está completamente abierto. (Dilatado 10 centímetros.) La cabeza del bebé ha pasado *a través* del cuello del útero.

El amnios (bolsa de aguas) aún no se ha roto. El recto se aplasta contra el fondo de la columna, y la vejiga también está bajo una gran presión.

¡Ahora ella está lista para **expulsar al bebé**!

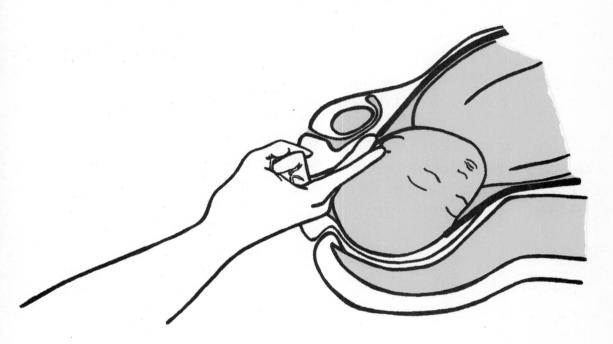

Transición

La palabra **transición** significa **un periodo de cambio.** Transición en trabajo de parto significa el cambio en las acciones del útero, desde ir **abriendo el cérvix** hasta **expulsar al bebé.**

Este es un gran cambio para el cuerpo de la mujer. Ocurren cambios grandes en la circulación sanguínea. La sangre se concentra en la región del útero.

A los últimos 2 o 3 centímetros de dilatación se le llama la transición, o cuando el cérvix va de 7 a 10 centímetros. La transición incluye todo el tiempo que toma para que las contracciones cambien desde contracciones de *apertura a contracciones de expulsión.*

Las contracciones de la transición usualmente son muy intensas. Pueden ser muy dolorosas.
Es bueno que este periodo es el más corto del trabajo de parto. Dura entre 10 minutos a una hora. La duración promedio es de 1/2 hora.

Transición es el cambio de. . .

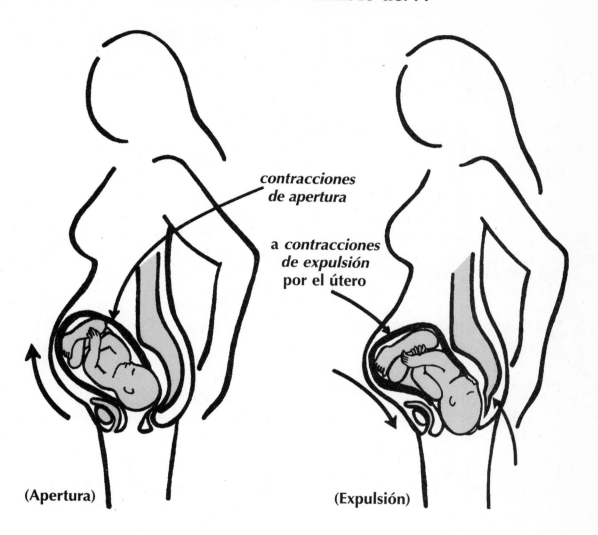

*contracciones
de apertura*

a *contracciones
de expulsión
por el útero*

(Apertura)

(Expulsión)

La parte más inferior de la columna (la rabadilla o cóccix) se
vuelve flexible. Se puede enderezar, dejando más espacio para el
bebé al este pasar a través del canal del parto.

Signos de Transición

Es importante reconocer los signos de transición. **Estos signos le van a decir que ya casi es hora de pujar para sacar al bebé!** Ninguna mujer tiene *todos* estos signos de transición. La mayor parte de las mujeres tienen dos o tres de ellos.

Tembladera en las piernas o el cuerpo (causado por cambios en la circulación)

Sensación súbita de calor o frío (también causado por cambios en la circulación)

Sentir como que quiere hacer deposiciones (por la presión del bebé que se va bajando, presionando al recto contra el fondo de la espina)

Las contracciones se hacen más intensas (se pueden volver muy dolorosas)

Las contracciones se hacen más largas

Eructos

Hipo

Confusión

Mal ánimo - la mamá puede sentirse irritable

Ganas de querer salir (de cualquier lugar en el que esté)

Nauseas o vómitos (depende de lo último que comió, y cuando lo comió)

Las contracciones se vuelven más cercanas que nunca (pueden ser hasta de cada 20 segundos)

Un **entrenador** comprensivo es *la mejor* ayuda durante la transición. Los masajes en el cuello pueden hacerla sentir bien.

Recuerde, la transición es un periodo *muy corto*. Tan pronto como empieza la segunda Etapa del Trabajo de Parto y usted empieza a pujar para expulsar al bebé, **desaparecen los signos de transición.** La emoción y el trabajo de pujar para expulsar al bebé se imponen.

NACIMIENTO: 2DA ETAPA DEL TRABAJO DE PARTO

El nacimiuento del bebé, **la expulsión del bebé,** se llama **la 2da Etapa de Trabajo de Parto.** Es mucho más corta que la 1ra Etapa del Trabajo de Parto (dilatación). La 2da Etapa del Trabajo de Parto puede tomar 20 minutos o menos, o una hora o más. Pero rara vez toma más de 2 horas.

El pujar es un trabajo duro, la mayor parte del tiempo. Pero pujar en la 2da Etapa del Trabajo de Parto es un trabajo diferente del trabajo de relajarse durante las contracciones en la 1ra Etapa del Trabajo de Parto.

El pujar para expulsar al bebé no es doloroso para la mayor parte de las mujeres. Pero se hace *mucha presión* al irse moviendo el bebé hacia abajo y hacia afuera. Algunas mujeres se sorprenden al sentir sensaciones agradables durante la 2da Etapa del Trabajo de Parto.

Y pujar para expulsar al bebé es siempre emocionante y una gran aventura.

Al pujar, el útero trabaja solo. Empuja cada vez que se contrae. Pero una mujer empuja con sus músculos del abdomen para ayudar al útero. El pujo del útero es automático. El pujo con los músculos abdominales (estomacales) lo hace la mujer. Usualmente tienen que trabajar ambos para poder expulsar al bebé.

2da Etapa del Trabajo de Parto

Sacando Al Bebé

La mujer está apoyada por su entrenador, o con muchas almohadas, mientras ella puja. Las camas especiales o las camas de parto pueden ayudarle a encontrar una buena posición para pujar.

Aquí esta una posición buena para pujar, una *posición en cuclillas modificada*.

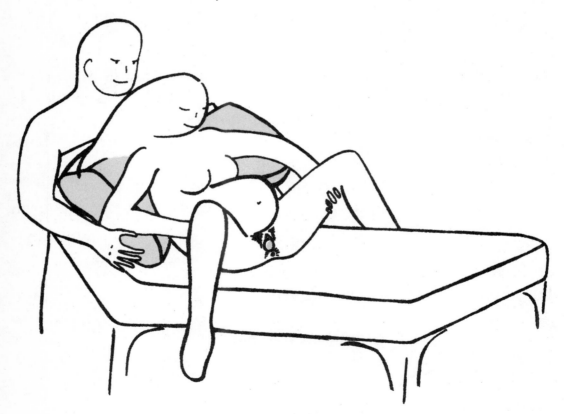

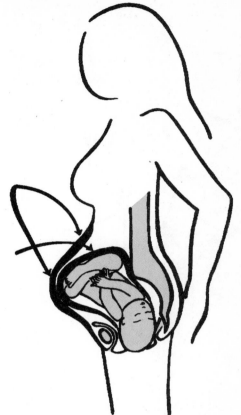

Una mujer ayuda al útero
cuando puja con sus músculos
abdominales (del estómago).

El útero puja, solo por si mismo.

Suele tomar a ambos, tanto al
útero como a la mamá el pujar
con sus músculos abdominales,
para poder pujar al bebé.

Mientras que tanto el útero
como los músculos abdominales
están empujando el bebé se mueve un poco hacia abajo. Entre
contracciones, cuando ambos músculos están relajados, el bebé
suele regresarse un poquito. Al pujar se avanza "2 *pasos, y se
regresa 1, 2 pasos, y se regresa 1.*" Luego la cabeza del bebé va a
empezar a coronar. Esto significa que usted puede ver la cabeza
del bebé en la abertura vaginal. La apertura vaginal forma una
"corona" alrededor de la cabeza del bebé. Coronar el bebé es
cuando se queda allí y ya no se regresa hacia adentro nunca más.

Inmediatamente después, ¡*sale* el bebé!

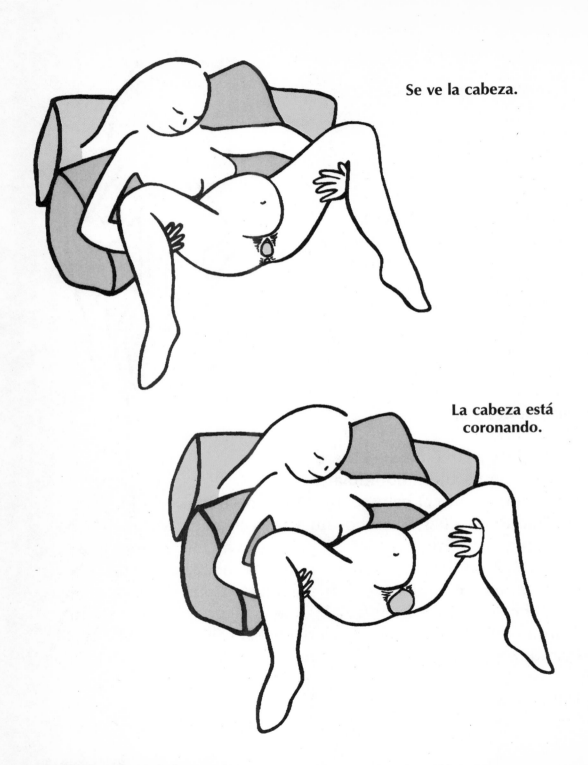

Se ve la cabeza.

**La cabeza está
coronando.**

Nace la cabeza.

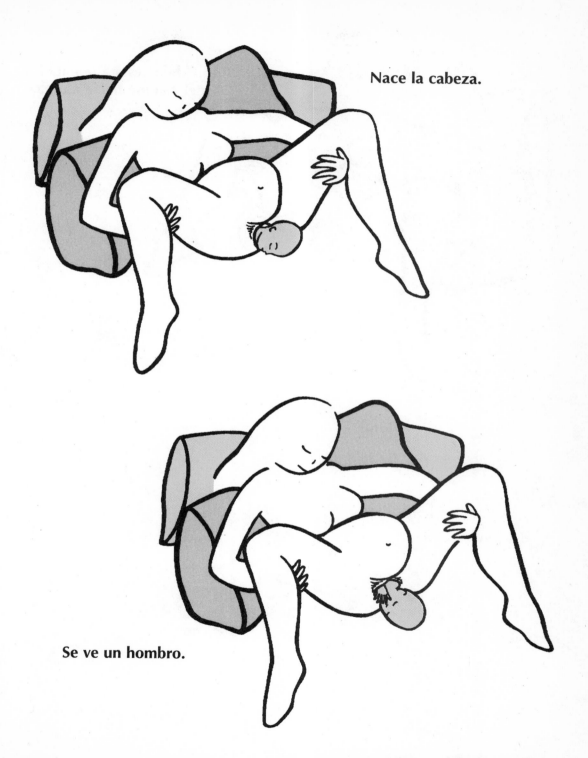

Se ve un hombro.

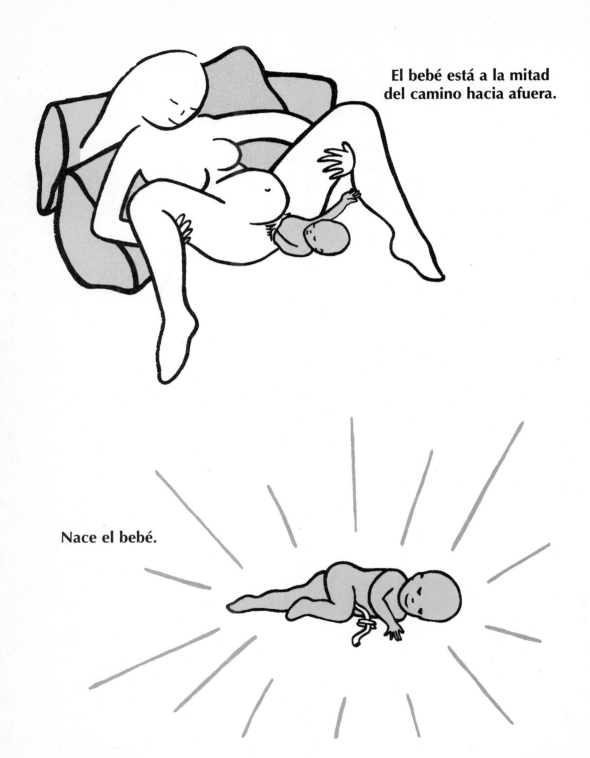

El bebé está a la mitad del camino hacia afuera.

Nace el bebé.

Expulsando la "Placenta"

La 3ra etapa es la última etapa del trabajo de parto. Es la etapa más corta del trabajo de parto. La 3ra etapa generalmente dura menos de 15 minutos. La placenta se separa de la parte de adentro del útero.

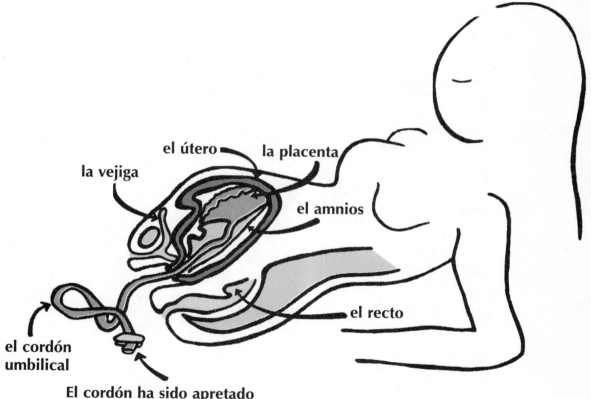

la vejiga

el útero

la placenta

el amnios

el recto

el cordón umbilical

El cordón ha sido apretado con un gancho y cortado.

La placenta se separa de la parte de adentro del útero

En **la 3ra etapa del trabajo de parto** usted expulsa **la placenta** (la placenta sale junto con el cordón umbilical y el amnios). Usted va sentir que el útero se contrae varias veces más. Empuja con el útero, usando sus músculos abdominales, así como lo hizo en la 2da Etapa del Trabajo de Parto cuando usted pujaba para expulsar al bebé. (Pero es mucho más fácil expulsar la placenta que para sacar al bebé.)

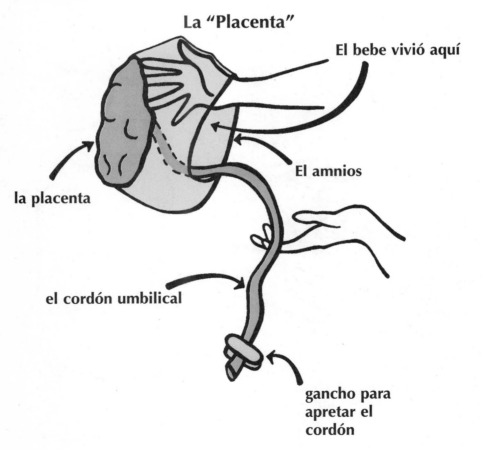

La "Placenta"

El bebe vivió aquí

la placenta

El amnios

el cordón umbilical

gancho para apretar el cordón

La vejiga y el recto fueron estirados durante el nacimiento del niño.

El gran útero está hundido. Ahora está vacío al salir la placenta.

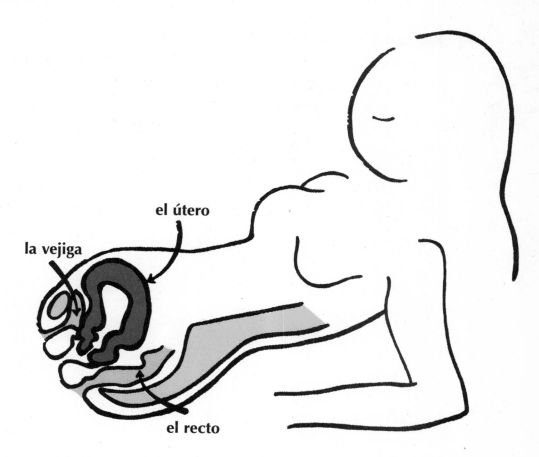

la vejiga

el útero

el recto

Masaje del Útero

La parte del útero en la que la placenta estaba pegada está llena de vasos sanguíneos abiertos. Sangrarás después de que la placenta se separa del útero.

¿Como puedes prevenir sangrar demasiado? Suavemente masaje el útero después de que salga la placenta. Esto hace que el útero se *contraiga*. Y hace que disminuya la sangre pues la parte de adentro del útero se va ajustando.

Como Dar Masaje al Fondo del Útero

Frotar *suavemente* la parte baja del abdomen, debajo del ombligo.
Cuando se sienta algo que se endurece, continúe frotándose. Eso
es *el útero*. Manténgalo "duro como una bola de billar y debajo del
ombligo" durante el primer día después de que ha nacido el bebé.
El útero se frota más o menos cada 15 minutos.

Entre masajes el útero se relaja. Trate de mantener contraido con
la consistencia de una bola dura, y *debajo del
ombligo*. Eso le ayuda a evitar que pierda más
sangre después de que
ha nacido el bebé.

**Frotar gentilmente
cada 15 minutos el
1er día.**

el útero

**Mantenerlo tan "duro como una bola de
billar y debajo del ombligo."**

Involución

Involución significa el regreso de un órgano (como el útero) a su tamaño normal después de que este se ha estirado o agrandado.

Toma más o menos 6 semanas para que el útero, la vejiga, y el recto de la mayoría de las mujeres regrese a su tamaño normal después del nacimiento. La parte de adentro del útero, donde va pegada la placenta, se irá cicatrizando. Nada debe entrar por la vagina hasta que está cicatrización se complete. No tenga relaciones sexuales o use tampones hasta que todo la sangre haga parado. Esto puede tomarse de 2 a 6 semanas.

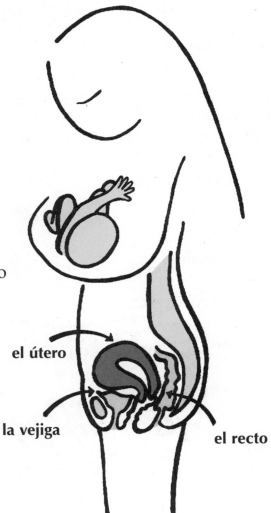

el útero

la vejiga

el recto

5 días después del nacimiento

Lactancia Materna

Si usted le **da pecho** al bebé justo después de que nace, y frecuentemente durante los primeros días, se liberará una hormona en su cuerpo. Esta hormona también ayuda al útero a contraerse. Y la protege a usted de la sangre abundante después del nacimiento.

Amamantar al bebé también ayuda a la madre a volver a tener su figura después del parto. Mientras usted esté dando pecho, debería mantener una dieta excelente y bien balanceada. Esto le ayuda dar leche de buena calidad. (Mire la pagina 119)

2 semanas después del nacimiento

el útero

la vejiga

el recto

Un nuevo bebé necesita mantenerse abrigado, debe comer y dormir. El bebé pasará la mayor parte de la primera semana durmiendo. La mayoría de los bebés se despertarán para tomar su leche cada 2 o 3 horas, por más o menos 30 minutos, y luego regresarán a dormir. Los bebés muy somnolientos pueden ser delicadamente despertados y animados a que reciban su alimento (durante el día) si han dormido 3 horas. Esto puede ayudar al bebé a dormir por periodos más largos de tiempo en la noche.

Apariencia

Los recién nacidos normales pueden mirarse un poquito arrugados e hinchados después de ser algo aplastados y empujados durante el parto. Los ojos son de color azul gris pero cambiaran de color en los meses siguientes. De la misma manera lo hará la piel del bebé. Todos los recién nacidos, sin importar la raza, son de color rosado al nacer. Los pigmentos más oscuros de la piel demoran horas o días en aparecer. La piel del nuevo bebé puede parecer como que se está pelando más o menos dentro de la primera semana especialmente la de las manos y pies. Esto es solo una cubierta protectora que cubre la piel del bebé antes del parto, que se vuelve seca y se pela.

Juntos Después del Nacimiento del Bebé

Después del parto en el hospital o centro de salud, es mejor si usted y el bebé pasen juntos en la misma habitación en todo momento. Esto permite que usted dé pecho y pueda atender directamente a las necesidades de su bebé. Mientras usted va conociendo a su bebé, su bebé aprende a lactar, a sentirse seguro, y a confiar en usted. Un recién nacido puede ver, oír, oler, saborear, y es especialmente sensible al contacto.

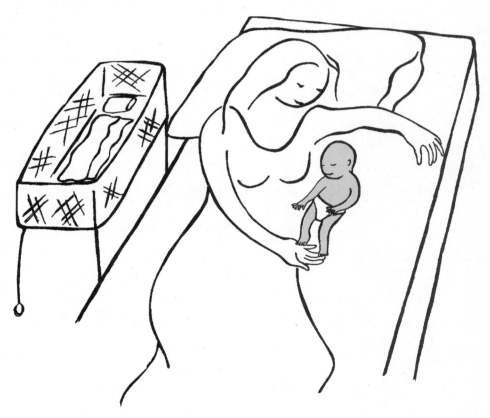

El Cordón Umbilical

El cordón umbilical, que ha sido apretado y cortado, debe ser
mantenido limpio y seco. La zona del cordón que está más cerca
del bebé debe ser limpiada con alcohol 2 veces al día hasta que el
cordón esté completamente seco. No se deben poner aceites en
esa área. Y no se le debe dar baños hasta que se le caiga el cordón.
(Al bebé se le puede limpiar con un pedazo de tela de algodón
hasta entonces.) El cordón se caerá sólo usualmente entre los 7 a
10 días, quedando en su lugar el ombligo.

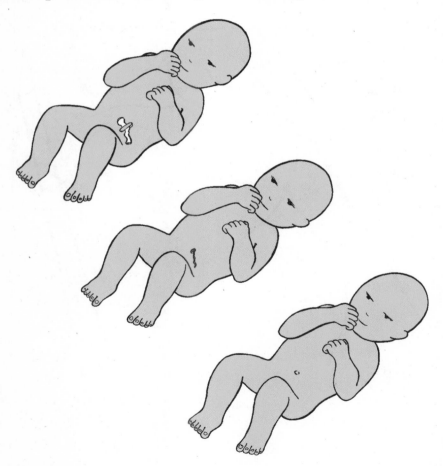

Las Deposiciones

Las primeras deposiciones del bebé son negras y pegajosas, como brea. Manchan los pañales, sin importar cuantas veces los lava o los blanquea. Las deposiciones que son sueltas y sin forma, de un bebé que está recibiendo leche de pecho, suelen aparecer al final de la primera semana.

Perdida de Peso

La mayoría de bebés pierden algunas onzas durante la primera semana. Ellos suelen ganar peso nuevamente entre el 7º al 9º día. Los bebés cuyas madres recibieron drogas durante el trabajo de parto y el parto pueden succionar (chupar la leche del pecho o del biberón) con menos fuerza y con menos frecuencia. Ellos tienden a perder más peso que los bebés nacidos de parto natural cuyas madres no recibieron drogas durante el parto. Dando pecho a menudo al bebé desde el día (o la hora) que nace, disminuye la perdida de peso del bebé. También ayuda a que la leche del pecho de la mamá "salga."

Lactancia Materna

La verdadera leche materna no aparece en los pechos de la nueva mamá hasta el 3º o 4º día. Antes de ese momento, sus pechos contienen **calostro.** El calostro tiene mucho más proteínas que la leche materna. Está fabricada para proteger al pequeño recién nacido de muchas enfermedades. Al calostro se le ha llamado la **"vacuna natural"** porque este protege al bebé durante sus primeras alimentaciones.

No hay nada mejor que pueda alimentar al bebé que sea más importante para su salud y bienestar que el calostro. Si usted le da al bebé una botella (de *cualquier líquido*) dentro de las primeras semanas puede confundir al bebé y crear problemas para la lactancia materna. Para alimentarse del pecho de la mamá, el bebé hace más trabajo que si solo succionára (chupara) de un biberón (o botella). Cuando los bebés aprenden la fácil tarea de tomar de un biberón causan aveces que ellos rechacen el pecho.

Ictericia

El hígado del nuevo bebé es joven. Es difícil limpiar todos los desechos de su sangre. (Durante el embarazo, la placenta y el hígado de la madre mantienen la sangre del bebé limpia. Cuando el hígado del bebé no puede mantener la sangre limpia, la piel del bebé puede ponerse un poco amarilla. A esto se le llama *ictericia*.

Casi la mitad de todos los recién nacidos normales muestran algunos signos de ictericia. Puede empezar desde el 2º al 4º día de vida. Sin embargo **la ictericia que aparece dentro de las primeras 24 horas o después de la primera semana pueden ser dañinas para el bebé. Si su bebé aparece amarillo en esos días visite a su doctor enseguida.** Y si la piel de su bebé se pone de color amarillo intenso, el o ella debería ser revisado por un doctor, para asegurarse de que esté bien.

La Cama del Bebé

Los recién nacidos parecen dormir bien sobre una superficie suave y firme. Ponga el nivel del colchón para la cabeza del bebé 2 pulgadas más arriba que la de los pies. Esto puede proteger al bebé de problemas respiratorios peligrosos; y ponga su bebé a dormir boca arriba, no boca abajo. Esto también le ayuda a respirar bien y puede evitar algunos casos de muerte súbita infantil (SIDS, por sus siglas en inglés).

Decaimiento Después del Parto

Después de todos esos meses de espera y preparación, llego el bebé. Muchas madres están asustadas, pero muchas nuevas madres pueden sentirse vacías, entorpecidas, tristes, o algo "perdidas". Una sensación parecida de tristeza suele experimentarse después de otros acontecimientos grandes de la vida para los cuales usted ha hecho planes y se ha preparado. Llega el gran día, y luego pasa. Es común (y natural) sentirse emocionalmente decaída o triste.

Su cuerpo necesita tiempo para recuperarse del embarazo y del parto. Usted también se tiene que acostumbrar a las necesidades del bebé. Las dos agregan más tensión. La figura del cuerpo puede ser otro problema. Muchas nuevas madres se sienten gordas. Las mamás que dan pecho, pierden el peso de exceso sin mucho problema. Pero pueden pasar 6 o más meses antes de que le vuelva a quedar su ropa antigua.

Descansar Bastante- No Hacer Demasiado

Las nuevas mamás deben tomar las cosas con calma. Ellas necesitan descansar, tomar siestas cuando el bebé toma siestas. Si la nueva mamá trata de hacer demasiado al comienzo, de pronto puede sentirse cansada. Ella hasta puede desmayarse. Durante las primeras semanas después del parto, el descansar mucho es muy importante. **Las nuevas mamás que descansan lo suficiente darán una mejor calidad de leche. Ellas también hacen más leché que las mujeres que están ansiosas o muy ocupadas.**

El esposo, la familia, o los amigos pueden ayudar con los que-
haceres de la casa, las compras del mercado, a cocinar y cuidar los
niños mayores durante las primeras semanas. Las nuevas mamás
se desempeñaran mejor cuando solo tengan que preocuparse de
sí mismas y del nuevo bebé. ¡Lo cual ya es bastante!

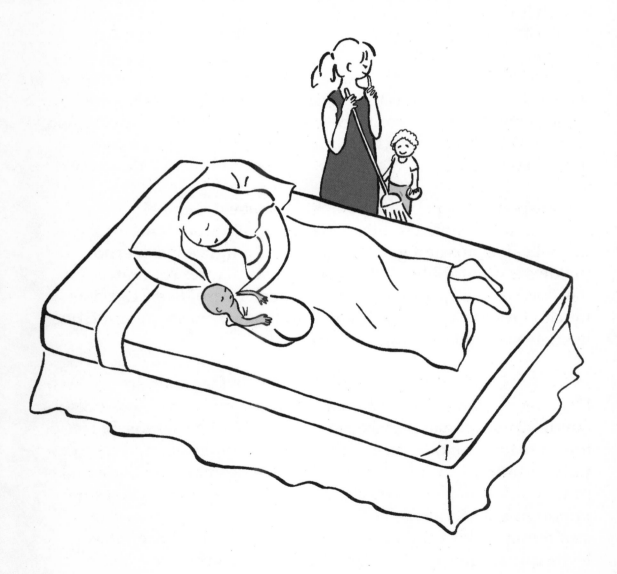

Sangre

A las nuevas madres se les puede presentar sangre vaginal de la 2da a 6ta semana después del parto. Es casi como si usted hubiera "guardado" todos los periodos que no tuvo. Esto es normal. La sangre viene de adentro del útero, donde estaba pegada la placenta. Continúa hasta que la cicatrización en esa área se haya completado.

La sangre suele ser mayor los primeros 3ra a 5to días, y no es raro ver coágulos. Use toallas higiénicas grandes (como las que se dan en el hospital) y paños grandes de tela para proteger su cama. También ponga algo en el piso al costado de la cama. La sangre tiende a "chorrearse" cuando usted se levanta en la mañana. Esto puede ayudar a prevenir manchas accidentales.

La sangre es rojo brillante durante los primeros días, luego se vuelve aguada. Después se volverá de color rojo oscuro, marrón, y aun un poco amarillenta antes de desaparecer. La sangre también puede parar y luego volver a aparecer varias veces antes de irse por completo.

Las toallas higiénicas deberían ser usadas para absorber la sangre no los tampones. Y no tenga relaciones sexuales hasta que el útero cicatrice y la sangre haya parado. No se ponga ningún objeto dentro de la vagina antes de que se haya completado la cicatrización. Es muy fácil que la madre coja una infección.

Las madres que dan pecho pueden tener menos sangre. La lactancia materna hace que el útero se contraiga. Esto ayuda a la parte de adentro del útero a cicatrizarse. Para acelerar la cicatrización y acortar el tiempo de sangrado se recomienda comer verduras de color verde oscuro y ensaladas. Si usted hace demasiado ejercicio dentro de las 6 primeras semanas después del parto puede prolongar la sangre. Mucho ejercicio puede también hacer que empiece otra vez si ya había parado.

Signos de Peligro

Llame a su doctor si tienen cualquier de estos signos. Ellos pueden ser un aviso de peligro:

- **Sangre abundante,** que hace que se le mojen más de una toalla higiénica cada hora, por varias horas.

- **Sangre rojo brillante** después del cuarto día, especialmente si es abundante.

- **Mal olor.** Después del parto el sangrado debe oler como la sangre de la menstruación normal. Mal olor puede ser un signo de infección.

- **Calambres abdominales** que comienzan después del cuarto día.

- **Coágulos grandes.** (Los coágulos pequeños, que miden más o menos la mitad del tamaño del pulgar de una mujer, son normales.)

¡Solamente Dése Duchas, No Baños de Tina!

No se de baños de tina hasta después que pare la sangre. Esto corta el riesgo de infección. **Tomen duchas o baños con esponja solamente.**

Precaución Puede desmayarse en la ducha durante la primera semana después de haber dado a luz. El esposo, un miembro de la familia, o una amiga deben estar cerca, en el baño, las primeras veces que usted se ducha. Usted podría sentirse mareada y necesite ayuda.

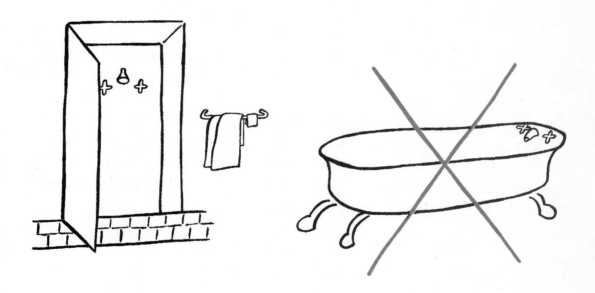

Contracciones Después del Parto

Cuando usted le de pecho al recién nacido una hormona se suelta en su cuerpo que hace que el útero se contraiga. Esto ayuda a que usted vuelva a tener la figura que tenía antes. Algunas de la misma hormonas se sueltan cuando usted ve, oye, toca, sostiene o aun cuando simplemente *piensa* en el bebé.

La mayoría de las que son mamás por primera vez (primerizas) sienten poco o nada de "contracciones del post-parto." Las mujeres que ya han tenido uno o más niños pueden sentir fuertes calambres en el abdomen. Estas contracciones vienen y se van. Pueden sentirse tan incómodas como las contracciones del trabajo de parto. Pueden sentirse hasta por 4 a 5 días.

No todas las mujeres sienten las incómodas contracciones después del parto. Si usted las sienten, la respuesta es relajarse respirando profundamente, sea paciente. Las contracciones después del parto pasan solas. **No tome Aspirina** para aliviar las molestias de las contracciones después del parto porque puede causar sangre peligroso en las nuevas mamás. También deben evitarse muchas otras drogas o remedios, pues estos pasan directamente a la sangre materna y al bebé.

Genitales Adoloridos

La abertura de su vagina puede sentir adolorida después que usted de parto. Los dolores pueden durar unos días sin importar si le han dado puntos. También puede ver hinchazón. Se puede aliviar con un paquete de hielo. Haga paquetes de hielo simplemente remojando una toalla higiénica grande en agua, exprimiendo el exceso de agua, y congelándolo. Puede hacer una docena o más a la ves. Cuando dejan de estar frías, una nueva bolsa fría estará esperando.

Cuidado de los Puntos (O Sutura)

Si usted tiene puntos para reparar una ruptura o un corte de su abertura vaginal, se debe tener cuidado de mantener el área limpia para prevenir la infección y facilitar la rápida cicatrización. Lave el área con puntos con desinfectante (como betadine) después de cada visita al baño. Siempre lavar de adelante para atrás. Esto puede doler. Pero ayuda a prevenir dolores y molestia causadas por una infección. Usted puede usar antiséptico en polvo en el área después de que usted se a lavada con desinfectante.

Lìquidos

Después del parto debe tomar bastante líquidos. Tome por lo menos de 8 a 10 vasos grandes de agua cada día. Esto ayuda a remplazar la pérdida de líquido, pérdida durante el parto. También ayuda que usted tenga suficiente leche materna.

Estreñimiento

Si usted no toma suficiente líquidos sus deposiciones se pueden volver muy duras y secas. Usted quiere mantener sus deposiciones suaves y regulares después del parto. Las deposiciones duras son más difíciles de excretar. Y si usted hace mucho esfuerzo, pueden aparecer hemorroides.

Estas comidas ayudan a que sus deposiciones sean regulares. Come muchas de estas comidas durante las primeras semanas después del nacimiento.

- las frutas
- ensaladas y otras verduras
- frijoles
- frutas secas (tales como los albaricoques o guindones),
- semillas de lino (un excelente laxante natural) continúan siendo
- de 8 a 10 vasos de agua cada día.
- granos enteros
- jugo de ciruela pasa

Sudar Excesivamente

Usted puede sudar mucho, aun cuando esté durmiendo. Usted puede hasta empapar sus sábanas y ropa de dormir. El sudor excesivo es una manera del organismo de deshacerse del exceso de líquido que usted necesita durante el embarazo. Usted ya no necesita sangre de más y líquido amniótico. Una vez que se logra un nivel normal de líquido, termina el sudor excesivo.

Fiebre

A usted le puede dar la fiebre después del nacimiento. Esto sucede poco. **Cualquier fiebre que ocurre en la mujer dentro de las 2 primeras semanas después del parto puede ser peligrosa. Si usted tiene fiebre, llame a su doctor rápidamente.**

A algunas mujeres le dan la fiebre cuando "viene" la leche. Esta desaparece en uno o dos días cuando el bebé se acostumbra a la lactancia maternal. Esta fiebre *baja* no dura mucho. No es algo para preocuparse.

La Mejor Comida para los Bebés

La leche materna es una comida completa. Los doctores de bebé prefieren que las madres den la lactancia materna. La leche materna brinda **mejor nutrición que las fórmulas.** La leche materna también es **más barata y más fácil** que las fórmulas para bebés. No cuesta nada. **Siempre está fresca y lista.**

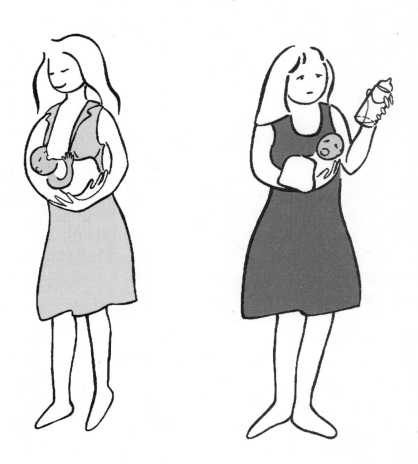

Proteja a Su Bebé de Enfermedades

A través de se leche materna. Su bebé puede recibir la inmunidad para las enfermedades que usted ha ido acumulando durante toda su vida. **Los bebés que reciben pecho tienen menos enfermedades** que los bebés alimentados con fórmula. Las enfermedades que llegan a tener suelen ser menos severas.

En todo el mundo los doctores están promoviendo la lactación para que los bebés sean más saludables. Déle el pecho a su bebé **por lo menos durante todo el primer año de vida.** Los alimentos semi-solidos y los bocadillos pueden agregarse entre el 5º y el 8º mes. No empiece a darles estas comidas antes. Siga dando el pecho al bebé. Usted se dará cuenta de que su niño está listo para estas comidas cuando el o ella pone todo lo que está a su alcance dentro de su boca.

Proteja a Su Bebé de Alergias

La lactancia materna también puede **disminuir las posibilidades de que el bebé desarrolle alergias más adelante en su vida.**

Los bebés nunca son alérgicos a la leche de su propia mamá. Algunas veces un bebé puede reaccionar a algo específico que la madre comió. La solución es simplemente eliminar esta comida de la dieta de la mamá.

Los bebés **pueden** desarrollar alergias cuando las comidas se le dan demasiado temprano. Como las fórmulas de leché de vaca. La leche de vaca es la leche perfecta para un **becerrito.** Pero no se la de a su bebé durante los primeros 12 meses de vida. **Si se alimenta al bebé con leche de vaca o con fórmula basada en o que contenga leche de vaca, a veces puede causar alergias para el resto de la vida del bebé.**

Fácil de Digerir

La leche materna es tan fácil de digerir que las deposiciones de un bebé que da pecho **no tienen mal olor.** Son bastante sueltas y sin forma. Varían en color desde amarillo o mostaza a verde. Y tienen solo un ligero olor, que no es en absoluto desagradable.

Las fórmulas son más difíciles de digerir para el bebé. Parte de la formula se daña dentro del intestino del bebé. Esto causa el fuerte y desagradable olor que es común en las deposiciones más solidas de la mayoría de los bebés alimentados con leche de fórmula en biberón. Esto también puede causar gas intestinal, lo cual causa presiones dolorosas y que el bebé tenga" cólicos" y llore con frecuencia. La deposiciones del bebé que toma fórmulas son más duras. Esto causa dificultad para que el bebé las puje.

Ayudando a Que Usted Vuelva a Tener Su Figura

Dar pecho al bebé le ayuda a volver a tener su figura original por dos razones. Primero, el dar pecho causa que se libere una hormona que ayuda a contraer o "encoger" el útero agrandado. **La lactancia materna realmente ayuda a devolver cada parte interna del cuerpo a la forma original cada vez que el bebé toma pecho.**

Segundo, una mamá que da de lactar hace muchos cuartos de galón de leche cada semana. **Al producir esta leche se queman muchas calorías.** Esto ayuda a que usted pierda las extras libras después del parto.

Ayuda A Mantenerla Calmada

Su bebé suelta otras hormonas cuando usted le da el pecho. Esto ayuda a que usted se sienta con más paciencia, con calma, y relajada al dar de lactar.

Un Momento Especial

Las madres que dan pecho disfrutan de una especial cercanía con sus bebés. Esto puede ser un momento muy especial. Ademas de todos sus otros beneficios, ¡**dar el pecho es muy divertido!**

Para Aprender Más Sobre Lactancia Materna

Lea

Breastfeeding Your Baby, por Jane Moody, Jane Britten y Karen Hogg (Fisher Books, 1997).

El Arte Femenino de Amamantar, por La Liga Internacional de la Leche (La Leche League, 1988)

Amamantar Sencillo y Puro, por Gwen Gotsch (La Leche League, 1995)

También puede ponerse en contacto con el grupo La Leche League. Esta es una organización sin fines de ganancia formado en 1956 por siete madres. Brinda información gratis y da apoyo a las madres que dan pecho. La Leche League se ha convertido en una organización altamente respetada en todo el mundo con más de 3,000 grupos de La Leche League en 44 países.

Para encontrar el grupo de La Leche League que está más cerca de usted, llame a:
- su biblioteca local
- al departamento de maternidad de un hospital central
- un obstetra
- un pediatra.

O usted puede comunicarse con la Leche League en sus oficinas centrales en Franklin Park, Illinois. Si usted les envía un sobre con su dirección y con una estampilla, ellos le enviarán una lista de los grupos de La Leche League y de los directores que están más cerca de usted gratis. Escriba a : **La Leche League International, 1400 N. Meacham Rd., Schaumburg, IL 60173-4840.** O llame gratis a La Leche League al **1-800-LA-LECHE.** También puede llamar al **1-847-519-7730.**

CLASES DE PREPARACIÓN PARA EL PARTO

Estar embarazada, dar a luz y aprender a ser buenos padres- ¡que aventura asombrosa que son! Pocas cosas de las que hacemos son tan importantes o significan tanto para nosotros como estas. Sin embargo *la mayoría* de nosotros no estamos bien preparados para *cualquiera* de estos trabajos.

Si usted esta esperando un bebé, busque buenas clases de preparación para el parto. Esta es una forma divertida de preparar a su cuerpo y a su mente para el nacimiento de su bebé. Pueden ayudar a que su experiencia del parto sea mucho mejor. Las mujeres y hombres que van a las clases de preparación para el parto tienden a disfrutar del proceso del parto más que aquellos que no lo hacen.

Y cuando usted vaya a estas clases puede reducir la frecuencia de complicaciones del embarazo y parto tanto para *la madre como para el niño.*

(l) **Coma una amplia variedad de alimentos.** Esto ayudará a asegurar que el bebé va a recibir todos los ingredientes necesarios para un cuerpo fuerte, y bien formado.

(2) **No coma el azúcar adicional.** Elimine el azúcar de mesa, jarabes, y los dulces. Si el azúcar o jarabe es uno de los cuatro primeros ingredientes que aparecen en la envoltura, *¡no los compre!* Estos azucares refinados dan calorías vacías. La pueden hacer sentir bien sin darle buena nutrición para el bebé. Y pueden hacer que aumente de peso.

(3) **Evite grasas o frituras.** Estas son difíciles de digerir, y pueden contribuir a que tenga ardor de estómago o indigestión. El puerco y el cordero demoran más en digerir que otras carnes y probablemente deberían ser comidas con poca frecuencia o ser evitadas por completo durante el embarazo.

(4) **Coma solo granos enteros.** Esto incluye panes, cereales, arroz, pastas, y tortillas. Estos productos hechos con el grano completo brindan más valor nutritivo para el bebé. También están llenos de fibra para prevenir el estreñimiento. Aprenda a leer las etiquetas de los paquetes antes de comprar su comida. Por ejemplo, algunos panes hechos de granos refinados blancos contienen colorantes de comida para que se parezcan a los panes que si son hechos de granos enteros. No compre panes que tengan colores artificial o tintas. El pan verdadero de granos entero no tienen colores agregados.

5) **Coma porciones de comida más pequeñas y más a menudo.**
Las mujeres que se saltean algunas comidas durante el embarazo
pueden desmayarse. Esto es peligroso tanto para la madre como
para el niño.

Cuando usted está embarazada, su estómago e intestinos son
aplastados y empujados hacia arriba y atrás cerca del útero y el
bebé. Ya no tiene espacio para soportar grandes porciones de
comida. Usted se sentirá mejor si come porciones pequeñas, comidas más frecuentemente, serán mucho más cómodas, y se
digerirán más fácilmente.

La nausea es una queja común del embarazo. Usted puede prevenir la nausea comiendo por "poquitos" durante todo el día. Las
nauseas en la mañana a veces pueden ser prevenidas comiendo
algo pequeño a la mitad de la noche, o algo como galletas saladas,
antes de levantarse en la mañana.

(6) **Tome muchos líquidos, especialmente agua y jugos.** Muchos
doctores piden que las mujeres embarazadas tomen por lo menos
ocho vasos de agua al día. Se necesitan más líquidos durante el
embarazo para poder facilitar su aumento de volumen de sangre.
También ayuda que usted mantenga el líquido amniótico que
rodea al bebé. El tomar bastante líquido también ayuda a prevenir el estreñimiento. Evite las bebidas con cafeína como café, té,
o colas. Evite también las bebidas alcohólicas.

Dieta de las Últimas 24 Horas

Que Hacer: Escriba *todo* lo que comió durante las últimas 24 horas.

Desayuno:

Bocadillos:

Almuerzo:

Bocadillos:

Cena:

Bocadillos:

Ahora, usando las comidas que usted puso en la lista de esta página, **llene un día de la tabla dietética de la siguiente página.** Esto le ayudará a ver que tan bien está usted comiendo durante su embarazo. Usted también aprenderá que alimentos no puede estar comiendo en una cantidad suficiente.

Hoja de Su Dieta

(Semana Que Comienza _____)

Grupo Alimenticio	Domingo					Lunes					Martes					Miércoles				
	Porciones diarias					Porciones diarias					Porciones diarias					Porciones diarias				
	1	2	3	4	5	1	2	3	4	5	1	2	3	4	5	1	2	3	4	5
Proteínas	❑	❑	❑	❑		❑	❑	❑	❑		❑	❑	❑	❑		❑	❑	❑	❑	
Leche y Prod. Lácteos	❑	❑	❑	❑+❑*		❑	❑	❑	❑+❑*		❑	❑	❑	❑+❑*		❑	❑	❑	❑+❑*	
Panes y Cereales	❑	❑	❑	❑		❑	❑	❑	❑		❑	❑	❑	❑		❑	❑	❑	❑	
Frutas y Verduras con Vitamina C	❑					❑					❑					❑				
Frutas y Verduras de de hojas verdes y amarillas	❑	❑				❑	❑				❑	❑				❑	❑			
Otras Frutas y Verduras	❑	❑				❑	❑				❑	❑				❑	❑			

Grupo Alimenticio	Jueves					Viernes					Sábado				
	Porciones diarias					Porciones diarias					Porciones diarias				
	1	2	3	4	5	1	2	3	4	5	1	2	3	4	5
Proteínas	❑	❑	❑	❑		❑	❑	❑	❑		❑	❑	❑	❑	
Leche y Prod. Lácteos	❑	❑	❑	❑+❑*		❑	❑	❑	❑+❑*		❑	❑	❑	❑+❑*	
Panes y Cereales	❑	❑	❑	❑		❑	❑	❑	❑		❑	❑	❑	❑	
Frutas y Verduras con Vitamina C	❑					❑					❑				
Frutas y Verduras de de hojas verdes y amarillas	❑	❑				❑	❑				❑	❑			
Otras Frutas y Verduras	❑	❑				❑	❑				❑	❑			

Marque para una semana: Hígado — (1 porción)
* Para las adolescentes embarazadas y las mamás que dan pecho

Haga copias de esta página para que controle su dieta.

-Porciones De Proteinas-

•Carnes   •Pescado   •Huevos   •Frijoles   •Semillas   •Nueces

Para las carnes, una porción de la tabla serían DOS ONZAS. Un cuarto de libra de hamburguesa (4 onzas) serían dos porciones de proteínas. Una pierna de pollo suele contener cerca de 2 onzas de carne (1 porción) La mitad de una pechuga de pollo contiene cerca de 4 onzas de carne (2 porciones). 3/4 de taza de frijoles cocidos, *1/2 taza de nueces o semillas, o *1/4 de taza de mantequilla de nuez (4 cucharadas) hacen una porción de proteína.

-Leche Y Productos Lácteos- Leche, queso, queso requesón, yogur, kefir, y *helados forman este grupo. Una porción de leche o yogur sería 1 taza (80 onzas). Una porción de queso sería cerca de 1 1/2 pulgadas cúbicas, o cerca de 1 1/2 tajadas.

-Panes Y Cereales- Panes, cereales, granos (arroz, bulgur, avena, cous-cous), pastas, tortillas, muffins, bagels, bollos, y enrollados forman este grupo de alimentos. Una porción sería una tajada de pan, 1/2 muffin inglés, 1/2 bagel, 1/2 taza de arroz cocido, de pasta, o cereal caliente (como la avena o crema de trigo), o 3/4 de taza de cereal seco (como las hojuelas de maíz o el salvado con pasas). Tres tortillas de maíz o una tortilla de harina hacen dos porciones de este grupo de alimentos.

-Frutas Y Verduras Con Vitamina C- Este grupo de alimentos incluye tomates, todas las frutas cítricas (naranjas, toronjas, limas, limones, piñas), fresas, y guavas. Cómalas frescas y crudas siempre que sea posible, pues el calor o la exposición al aire destruirán la vitamina C de la fruta (o jugo de frutas). Una porción sería un pedazo mediano de fruta, cerca de 4 onzas de jugo de frutas, o 3/4 taza de fresas.

*Estos alimentos son ricos en grasa.

-Frutas Y Verduras Amarillas O De Hojas De Color Verde Obscuro- La lechuga de tipo "Iceberg" *no* es de color verde oscuro! Lechuga romana, espinaca, chard, col, bok choy, gérmen de brussel, y espárragos son algunos ejemplos de verduras de color verde obscuro. Coma por lo menos la mitad de sus verduras verdes cada semana crudas, en ensaladas.

Las frutas y vegetales amarillos incluyen albaricoques, nectarinas, y duraznos, así como batatas, camotes, zanahorias, calabaza amarilla y anaranjada, y calabaza. También se incluyen en este grupo las papayas y mangos. Una porción sería cerca de 1 taza en crudo, o 3/4 en cocido de cualquiera de los de arriba.

-Otras Frutas Y Verduras- Otras frutas y verduras incluyen cualquiera que no se pueda ubicar fácilmente en los otros grupos. Este grupo incluye frutas tales como manzanas, plátanos, ciruelas, peras, e higos, y verduras tales como papas, betarragas, nabos, maíz, frijoles verdes, arvejas, y las calabazas que no son amarillas ni anaranjadas. Una porción sería un pedazo mediano de fruta, o una taza en crudo o 3/4 de taza en cocido de cualquiera de los de arriba.

Nota: Estas recomendaciones dietéticas han sido adaptadas por Christine L. Vega, M.P.H., R.D., de la guía del State of California Department of Health W.I.C. Program (Women, Infants, and Children supplemental feeding program).

ÍNDICE

S

sangrado vaginal, 53, 105-107
sangrar después del parto, 94, 95, 105, 106
sangre menstrual, 24, 26
sedantes, 63
sensación súbita de calor, *vea* transición,
  signos de
sensación súbita de frío, *vea* transición,
  signos de
sodas, 63, 117

T

tabaco, 63
tampones, 96, 105
tapón mucoso
  definición, 41
  perdida, 72-74
té, 63, 117
tembladera, *vea* transición, signos de
toxinas, 60
trabajo de parto, la primera etapa
  definición, 69-71
  más fácil, 57
  falso, 73, 74
  duración, 77
  signos de, 72-75
  más lento, 54
trabajo de parto, la segunda etapa, 82, 85-90
trabajo de parto, la tercera etapa, 91, 92
tranquilizantes, 63
transición
  definición, 82, 83
  signos de, 84
trompas de Falopio, 22-26
trotar, 53

U

uretra, 18
útero
  definición, 18
  y ovulación, 22-24
  y concepción, 25-27
  crecimiento, 39-47, 54, 66
  músculo P.C., soporte de, 48, 49
  primera etapa del trabajo de parto, 69-71,
   74, 77
  en transición, 82, 83
  masaje de, 94, 95
  segunda etapa del trabajo de parto, 85, 87
  tercera etapa del trabajo de parto, 91-95
  después del parto, 96, 97, 105-108

V

vagina, 81, 23-26, 48, 51
varices, 53
vejiga, 18, 19, 46-49, 91, 93, 96
vino, 63
volumen sanguíneo, 52, 53
vómitos, *vea* transición, signos de

Notas

Notas